匠が教える
美容外科注入術

ヒアルロン酸・ボトックス・脂肪注入による
アンチエイジング

著
市田正成
いちだクリニック 院長

文光堂

序　文

　近年の美容外科学会の傾向として，手術よりもメスを使わない，美容内科ならぬ美容医療法の話題が断然多くなってきたことは，特筆すべきことであります．

　筆者のような，美容外科手術を主体に生きてきた者は，余計に世の中の流れがよくわかります．美容外科というよりも美容皮膚科，美容内科の流行なのです．

　かつて，しわや緩みをなくすためには，余った皮膚を切除して伸ばす外科手術しか考えられなかった時代がずっと続いていました．ところが，1987年に注射用コラーゲンが登場して，しわという溝に注射をして，しわを消すことができるようになりました．美容外科医にとっては夢のような注射でした．それで，美容外科の患者がどっと増加したのです．

　また，その数年前に脂肪吸引術というものが登場しました．それはあっという間に全世界で行われるようになったのですが，間もなく吸引した脂肪をリサイクルして，加齢によるくぼみや溝に注射して，顔を若返らせるという発想が登場しました．コラーゲン注射と脂肪注入術，この2つの登場で美容外科の医療界は抗加齢美容外科のウエイトが俄然増していきました．よりきれいになるために美容外科を訪れる患者よりも，より若々しくすることを望む患者の方が明らかに多くなったのです．そして，10年後にはヒアルロン酸注射が登場して，人気はコラーゲンからヒアルロン酸へと移行していきました．

　よりきれいになるために手術する患者は，日本ではせいぜい人口の1割で，そんなに多くはありません．しかし，加齢現象はどんな人にも必ず生じます．つまり，全員が患者になる可能性があるのです．当然，より若々しくなりたい患者の方が圧倒的に多くなります．それが必ずしも手術に頼らなくても実現可能となると，どんどん患者が増加するのは当然の流れでしょう．現在はまさにそんな時代になってきたといえます．

　またさらに，注射によって筋肉の動きを止めて，しわをできにくくすることができるボトックスが登場して，手術なしで若返りを図る手段がさらに増えました．

　そして，各種の医療機器が登場して，もう美容外科学会では，手術よりも注射療法の話題の方が圧倒的に多くなってしまいました．

　美容外科医なら手術をしっかりとこなさなければ，ということを思いながらも，さまざまな新しい美容医療法の登場，普及，さらには衰退をつぶさに見てきた筆者は，もちろん注射療法も登場した当初から実際に行ってきましたので，本書では注入療法について，技術的な面での解説をさせていただくことにしました．これから始める先生方にも理解しやすいように，イラストや図を多く掲載して解説しました．

　最後に，執筆のお声をかけていただいた，文光堂の浅井麻紀社長と末冨聡氏に深く感謝申し上げます．

2018年5月

市田　正成

目　次

I章　フィラーによる注射療法　　*1*

A．コラーゲン～ヒアルロン酸の登場以前～ ——— *2*

1．コラーゲンの登場 ……… *2*
2．コラーゲン注射の特徴，実際 ……… *3*
3．コラーゲン注射の短所 ……… *4*

B．ヒアルロン酸注射　総論 ——— *6*

1．ヒアルロン酸とは ……… *6*
2．ヒアルロン酸の登場 ……… *6*
3．ヒアルロン酸注射の特徴，実際 ……… *7*
4．ヒアルロン酸注射の基本的手技 ……… *7*
5．ヒアルロン酸の種類と注射する部位 ……… *10*

C．症例集～ヒアルロン酸注射の適応部位～ ——— *11*

1．前額部 ……… *11*
　CASE❶　69歳女性（真顔の状態でも前額のしわが目立つケース） ……… *12*
　CASE❷　48歳女性（前額と眉間のしわにボトックス注射と
　　　　　ヒアルロン酸注射を併用したケース） ……… *14*
2．眉間部 ……… *16*
　CASE❶　71歳女性（眉間にできた深いしわを取るケース） ……… *16*
3．鼻　部 ……… *18*
　CASE❶　53歳女性（隆鼻を目的としてヒアルロン酸注射を行ったケース） …… *19*
　CASE❷　40歳女性（隆鼻目的） ……… *22*
　CASE❸　21歳女性（隆鼻目的） ……… *24*
　CASE❹　71歳女性（鼻根部のしわを消すためのヒアルロン酸注射） ……… *25*
4．下眼瞼（涙袋） ……… *27*
　CASE❶　29歳女性（ヒアルロン酸注射で「涙袋」を作る） ……… *27*
　CASE❷　27歳女性［涙袋の形成（ヒアルロン酸の補充）］ ……… *29*
　CASE❸　48歳女性（涙袋の補修） ……… *30*
5．上眼瞼 ……… *31*
　CASE❶　52歳女性（左上眼瞼へのヒアルロン酸注射） ……… *31*

6．目尻部位 ·· 32
   CASE 1 　33 歳女性（「カラスの足跡」を消すヒアルロン酸注射）················· 32

7．下眼瞼 ·· 34
   CASE 1 　73 歳女性（下眼瞼下部の溝を消したいケース）························ 34
   CASE 2 　62 歳男性（下眼瞼の溝状の凹み）····································· 36

8．ほうれい線 ·· 38
   CASE 1 　46 歳女性（口元のしわを消す）·· 38
   CASE 2 　58 歳女性（ほうれい線への注射療法）································ 40

9．上口唇 ·· 42
   CASE 1 　73 歳女性（上口唇部のしわを消す注射）···························· 42

10．口　唇 ·· 45
   CASE 1 　54 歳女性（口唇へのヒアルロン酸注射）···························· 46
   CASE 2 　27 歳女性（赤唇へのヒアルロン酸注射）···························· 48
   CASE 3 　34 歳女性（赤唇へのヒアルロン酸注射）···························· 49

11．下口唇（口元，マリオネットライン）··· 50
   CASE 1 　65 歳女性（口角へのヒアルロン酸注射）···························· 50

12．その他の部位 ·· 52

Supplement

1	コラーゲン注射は美容外科医にとって，まさに夢のしわ取り注射であった ······· 2
2	注射用コラーゲンのテストと判定までの期間 ································· 3
3	そしてコラーゲンのメーカーまで撤退宣言をした ····························· 5
4	ヒアルロン酸注射は当初，関節の潤滑液として開発され登場した ············· 6
5	ヒアルロン酸は当初予想された以上に長持ちする充填剤 ····················· 9
6	ヒアルロン酸分解酵素はありがたい救世主 ································· 10
7	隆鼻術にヒアルロン酸を過剰に注射すると，「アバター鼻」になる!? ··········· 26
8	人相学的に涙袋が意味するもの ··· 30
9	「K 姉妹」の姉の口唇─口唇へのヒアルロン酸注射は「はまる人」が意外に多い ··· 47
10	ヒアルロン酸全盛の時代に思うこと ·· 54

II章　ボトックスによる注射療法　　55

A．ボトックス注射　総論 　　56
1．ボトックスとは 　　56
2．ボトックスの薬理作用 　　56
3．ボトックス注射の美容医療への応用 　　56
4．ボトックス注射の将来的展望 　　56

B．ボトックス注射の適応部位 　　57
1．前額部 　　57
2．眉間部 　　58
3．眼瞼部 　　59
4．口角部 　　60
5．おとがい部 　　61
6．下顎部 　　61
7．腋窩部 　　62
8．その他の部位 　　63

C．ボトックス注射の要警戒部位 　　64
1．眉毛部位 　　64
2．口唇部位 　　64
3．おとがい・口角部位 　　64

Supplement
1　ボトックス注射は殺人兵器の平和利用の好例 　　59
2　ボトックス注射，筆者が少量使用をする理由 　　63
3　ボトックス注射で冷や汗をかいた経験 　　63

Ⅲ章　脂肪注入術　　65

A．脂肪注入術総論 ———————————————————— 66
1．脂肪注入術の登場 ……………………………………………………… 66
2．脂肪注入術が始まった頃の脂肪細胞に対する概念 …………………… 66
3．脂肪注入術の基本的手技と手順 ……………………………………… 67

B．症例集〜脂肪注入術の適応部位〜 ——————————————— 70
1．顔　面 ………………………………………………………………… 70
CASE ❶　46歳女性（上眼瞼） …………………………………………… 71
CASE ❷　42歳女性（上眼瞼） …………………………………………… 72
CASE ❸　35歳女性（上眼瞼・下眼瞼下部） …………………………… 73
CASE ❹　39歳女性（左上眼瞼） ………………………………………… 74
CASE ❺　28歳女性（下眼瞼下部・頬部・ほうれい線・おとがい部） ……… 75
CASE ❻　43歳女性（下眼瞼下部・頬部・ほうれい線・マリオネットライン） … 76
CASE ❼　42歳女性（上下眼瞼・眉間・ほうれい線） ………………… 77
CASE ❽　65歳女性（上眼瞼・下眼瞼下部・眉間・ほうれい線・
　　　　　　　 マリオネットライン） ………………………………… 78
2．胸部（豊胸術） ……………………………………………………… 79
CASE ❶　30歳女性（豊胸術） …………………………………………… 79
CASE ❷　45歳女性（豊胸術） …………………………………………… 81

C．脂肪注入術の現況と将来的展望 ———————————————— 83

Supplement
1　脂肪注入術の発想はリサイクル精神から ……………………………… 67
2　注入脂肪の生着は疑問視されていたが，生着を確信するに至ったわけ ………… 68
3　脂肪注入術の予後に対する警告—くれぐれも太り過ぎないで ……………… 75
4　脂肪注入術がいまいち普及しないわけ ……………………………… 83
5　脂肪注入術が始まった頃は幹細胞の概念がなかった ………………… 84
6　メスを使わない脂肪注入術は患者に勧めやすかった …………………… 84

文　献 ……………………………………………………………………… 85
索　引 ……………………………………………………………………… 86

Ⅰ フィラーによる注射療法

Introduction

　体表にできたしわや溝を注射という手段によって充填して，目立たなくするための注射用医用材料を総称してフィラーと呼ぶ．このフィラーの登場は美容外科の常識を変えてしまった．それまでは手術しか若返りの方法はなかったが，注射だけで若返りがある程度は図れるようになったからである．そして，手術となると二の足を踏みたくなる大多数の人たちにとっては，それは大いなる福音でもあり，手術しなくてもできるのであればと美容外科，美容皮膚科を訪れる人が一気に増加するという時代になったのである．これにより，実際に美容外科のクリニックでの美容外科手術の件数がかなり減少することになったのも当然の流れであろう．これも美容外科・形成外科の進化といえる．フィラーの登場した時代，それ以前の時代を見てきた筆者はその変遷を解説しておきたい．もちろん，まだまだ進化を遂げるであろうことは十分に予測できることではあるが．

I章　フィラーによる注射療法

A. コラーゲン〜ヒアルロン酸の登場以前〜

　最初に登場したフィラーはコラーゲンであった．ほかにもフィラーは登場したが，あまり普及しなかったのは，安全性に乏しいからであった．コラーゲンは現在ではあまり使用されなくなったが，フィラーとしては歴史的に非常に意味のあるものなので，無視することはできない．本書ではまず，コラーゲンについて解説する．

1. コラーゲンの登場

　コラーゲン注射——それは美容外科医にとって夢の注射であった．

　フィラーとしてのコラーゲンが登場するまでは，しわやたるみは皮膚を引っ張って伸ばすしかなかった．そのためにはメスを用いて皮膚を切除・縫縮するという，フェイスリフト手術で行われている方法しか考えられなかったのである．多くの美容外科医はしわの溝を埋めることができる「何か」があればいいのにと思いつつ，「しわ伸ばし手術」を行っていたのである．

　そんな中，1981年にアメリカのコラーゲン社で開発された注入用コラーゲンが，アメリカ食品医薬品局（Food and Drug Administration：FDA）の認可を得て，1982年に発売された．ウシの皮膚由来のコラーゲン注射の登場であった．コラーゲンとは，皮膚に多く含まれているタンパク質のことである．初めて手にしたときは，長年想像していた夢のような注射だと思ったものである．すぐさま北大の大浦

Supplement 1

コラーゲン注射は美容外科医にとって，まさに夢のしわ取り注射であった

　コラーゲン注射なるものでしわが消せる，ということがわかったときは，それまでフェイスリフト手術や眼瞼のしわ取り術で皮膚を引っ張ることでしか「しわ伸ばし」はできないという時代から美容外科を生業としていた筆者にとっては，コラーゲン注射はまさに「夢のような」注射に思えた．しわを目にして，「何かこのしわの溝を埋めるものができたら良いのになあ」とは思っていたのである．しわ伸ばしには，しわを引っ張って伸ばす手術しかなかったからである．そして，コラーゲン注射は皮膚に多く存在するコラーゲンタンパクを用いるということであり，皮膚に最もなじみの良いはずの成分であるから，すべての美容外科医は納得できた．

　原材料は感染症から守るために，特別に隔離した環境で飼育されたウシの皮膚から採取したものであった．コラーゲンはタンパク質の一種である

から，使用するにはまずアレルギーテストが必要であったが，それでも注射できることはすごいことであった．こうして，フィラー注射によるアンチエイジング医療の時代が到来したのである．それは1982年のことであった．

　その後，コラーゲン注射の役割はヒアルロン酸注射に引き継がれることになったのであるが，コラーゲン注射は，まさにエポックメイキングな「夢のしわ取り注射」であった．手術なしにしわが消せるということで，一般の人には美容外科のクリニックの敷居が非常に低くなり，患者は急増した．また，しわ伸ばし手術をしたこともない形成外科医や，皮膚科から発展した美容皮膚科医も急増することになった．かくして，美容外科クリニックは一般大衆の身近な存在というイメージが浸透していったのである．

A．コラーゲン～ヒアルロン酸の登場以前～

武彦教授や東大の征矢野進一先生らを中心に，研究会が発足した．不肖筆者もその研究会のメンバーの一人に加えていただいた．

2．コラーゲン注射の特徴，実際

(1) アレルギーテスト

コラーゲンはタンパク質の一種である．当然アレルギー反応が起こる可能性があるため，アレルギーテストを行う必要があった．具体的には，当初はテスト1週間後に判定して，反応が陰性であれば注入してよいということであった．約3％に陽性反応が起こるとされていた．

その後，1年ほどたつと，判定は1ヵ月後ということに変更された．なぜかというと，1週間で陽性反応が出るのは約80％で，後の約20％は遅延反応で陽性反応が起こるケースがあることがわかってきたからである．それどころか実際には，1ヵ月以上たってから陽性反応が起こるケースまであることがわかった．しかし，アレルギーテストの後1ヵ月も待たないとフィラー注射ができないというのは，施術する医師もされる患者にとっても非常にもどかしいという思いは否めなかった．つまり，このアレルギー反応がコラーゲンの最大の欠点であることは間違いなかった．

(2) 注射法

注射は単純にしわのある溝に細い針で皮内注射，または皮下注射をして，溝を埋めるという作業である．皮膚の成分はコラーゲン線維が多いので，注射用のコラーゲンのなじみが良いことは当然であった．

(3) 効果と持続時間

効果は十分に得られる．特に目尻のいわゆる「カラスの足跡」のような細いしわには非常に効果

Supplement 2

注射用コラーゲンのテストと判定までの期間

コラーゲン注射は注射の前にアレルギーテストが必要である．最初はテスト1週間後に判定して，陽性反応が出なければ注射OKで，約3％に陽性反応が出る，ということであった．陽性の場合，腕のテスト注射をした部位に発赤が出る．全く発赤が見られなければ注射をしても大丈夫なのであるが，多くの症例を経験するうちに，テストで陰性という判定が出た後に，注射したところが赤く腫れてきたという症例が出現するようになった．つまり，1週間後では陽性反応が出ていなくても，2～3週間後に陽転するケースが多く見られるようになったのである．その後，テスト注射1ヵ月後に判定することに修正された．しかし，1ヵ月後に判定して陰性であっても，さらに遅れて陽性反応が出るケースまで現れた．コラーゲンはウシから採ったタンパク質で異種タンパクには違いな

いため，アレルギー反応が出るのは仕方がないことであった．しかし，テストしてから1ヵ月以上も待たないと安心して注射ができないのではたまらない．

美容外科医はもともと手術で勝負して結果を出したい人種である．テストをしてから1ヵ月以上も待たないと注射ができないことには，当然苛立ちを覚えていた．ウシではなく，ヒトコラーゲンも登場したが，多くの美容外科医はあまり飛びつかなかった．

そのうちに，ついにヒアルロン酸なるものが登場してきたのである．ヒアルロン酸はタンパク質ではなく，ムコ多糖体であった．基本的にはテストなしで注射が可能である．ヒアルロン酸が歓迎されたのも無理からぬことであった．

Ⅰ章　フィラーによる注射療法

的である．しかし，ほうれい線のような深い溝には，皮下にも注射をしてボリュームを増す必要があり，表情筋の強い部位での効果の持続時間は短く，物足りないものがあった．

3. コラーゲン注射の短所

(1) 持続時間の短さ

　コラーゲン注射の短所の一つは，効果の持続時間が短いことである．しかし，ヒアルロン酸が登場するまでは比較する対象がなかった．その後，コラーゲンに改良を加え，コラーゲン架橋が進んだものが開発されたが，持続時間がやや長くなったといえる程度であった．

(2) アレルギー反応の問題

　もう一つの大きな問題は，アレルギー反応である．コラーゲン注射が登場した当初は，皮内注射の1週間後に判定して，反応が陰性ならば注射OKということであった．そして，陽性反応が出るのは約3％であった．

　しかし，半年もすると，判定は2週間後に行うこととなり，1年もすると，判定は1ヵ月後に行うことに修正されてしまった．それはなぜかというと，アレルギーテストの陽性反応が遅れて出現するケースが多くあることがわかってきたからであった．それどころか，1ヵ月以上たってからでも陽性反応が出るケースも筆者は経験したことがある．もちろん，陽性反応が早く出現するケースほど激しいアレルギー反応が生じることが多いのであるが，テストをした2日後に問題なしとして，大量に注射をした後，眉間，ほうれい線，目尻に激しい発赤と腫脹をきたしたケースがあり，相談を受けたことがある．コラーゲンはタンパク質そのものであるから，アレルギー反応はやむを得ないことではあるが，有害事象が起きているのは事実なので，コラーゲン注射に代わるものを開発するべく研究は進んだのである．

A. コラーゲン〜ヒアルロン酸の登場以前〜

Supplement 3

そしてコラーゲンのメーカーまで撤退宣言をした

コラーゲン注射でアレルギー反応を起こすケースは約3％といわれていたが，筆者の印象としてはもっと多かったかもしれない．また陽性反応の程度も軽いものから重いものまで，いろいろあった．筆者も遅延型アレルギー反応のことを考えて，最初からあちこち大量に注射するということはせずに，少しずつ注射部位を増やすことにしていた．

他院で一度に大量のコラーゲン注射を受けて，ひどい発赤を伴ったアレルギー反応が出たという症例写真を患者から見せられて驚いたことがある．それ以来，最初の2〜3ヵ月は慎重に少量ずつ注入するという方針に軌道修正したが，これは遅延型アレルギー反応が生じても，患者に大きなダメージを与えないための安全策でもあった．

そのうちにタンパク質であるコラーゲンに代わり，ヒアルロン酸が登場した．ヒアルロン酸はムコ多糖体で，皮膚にも存在し，潤滑油的な役割をするもので，特に軟骨の滑りを良くするための潤滑油として，多くは関節内に存在することがわかっている．それよりも，注射する側にしてみれば，ヒアルロン酸はムコ多糖体でタンパク質ではないので，アレルギーテストが不要ということが何といってもありがたい（ただし，ヒアルロン酸注射に含まれる防腐剤や架橋剤はタンパク質系なので，

それに対するアレルギー反応は可能性としてはあるとのことである）．

その後，美容外科医は雪崩を打ったように，コラーゲンからヒアルロン酸の使用に鞍替えしてしまった．かくして，コラーゲン全盛期からわずか10年で，コラーゲンはヒアルロン酸に首位の座を奪われてしまったのである．

コラーゲンを製造するには，狂牛病などの予防のために，ウシを隔離して育てる牧場から準備しなければならないので，経費がかかりすぎる．結果的には，コラーゲンの大手製造メーカーがついに撤退声明を出すに至ったのである．これも時代の流れであって，やむを得ないことではあった．

ヒアルロン酸はあっという間に全世界に広まった．実際にはテストも不要で，効果の持続時間が長いことが大きな魅力である．特に鼻根部やおとがい部を持ち上げるためのヒアルロン酸注射などでは，半年どころか1年以上たっても，まだある程度のヒアルロン酸が残っていることもある．

ヒアルロン酸が出てきた当初は，ヒアルロン酸はニワトリのトサカから採取すると聞いていた．確かに，隆鼻目的で注射した鼻根部は半年後でもヒアルロン酸が残っていて，触るとトサカのような感触がある．

I章　フィラーによる注射療法

B．ヒアルロン酸注射　総論

1．ヒアルロン酸とは

　ヒアルロン酸はムコ多糖体で，人や動物の体内に含まれている多糖類の一種である．特に，関節内にある関節液や関節軟骨に多く含まれており，潤滑剤として不可欠なものである．また皮膚組織の細胞間にも多く含まれており，皮膚のみずみずしさを保つための重要な潤滑油としての役割を果たしている．

2．ヒアルロン酸の登場

　1987年頃，ヒアルロン酸は医療用医薬品として，まずは関節内注射用として登場した．その後，皮膚のしわを消すための注射として登場したのである．コラーゲン全盛の時代ではあったが，ヒアルロン酸はタンパク質ではないため，アレルギーテストが不要ということで，次第にその存在価値を高めていった．さらに，ヒアルロン酸はコラーゲンよりも効果の持続時間が長いということも判明したため，ますますコラーゲンからヒアルロン酸に使用を転向する美容外科医が多くなっていった．そして，ついにはコラーゲンの最大手の製造元コラーゲン社が製造中止を宣言するに至ったのである．いまだに根強いコラーゲン信奉者の患者もいるが，現在では新規のコラーゲン希望者はまずいない．

　ヒアルロン酸注射もその粘稠度によって，4種類のものが現在は入手可能である．直接輸入によって，複数のメーカーのものが入手可能であるが，本書ではこれからフィラー注射を始める人のために解説するのが目的なので，厚生労働省の認可を受けているものに絞って説明する．

Supplement 4

ヒアルロン酸注射は当初，関節の潤滑液として開発され登場した

　ヒアルロン酸を初めて知ったのは，「アルツ®」という関節注射液であった．ヒアルロン酸は今や関節の潤滑液用の定番注射として十分普及している．また，眼科の分野ではドライアイの外用治療薬としても，ヒアルロン酸は最も多く用いられている．

　そして現在は，皮膚のしわ，溝，凹みに対しての充填剤としても広く使用されている．ヒアルロン酸は1987年ごろ登場したのであるが，タンパク質ではないためアレルギーテストも不要で，しかも効果が長持ちすることもわかり，ヒアルロン酸は美容外科の分野でも全世界で広く普及した．ヒアルロン酸は注射した後，1〜2日で水分を少し吸収して膨張する．そのため，注射したときにちょうど良いくらいにしわが消えたとしても，2日くらいすると，注射した線に沿って膨隆状態を生じ，いわゆるミミズ腫れに見える状態になる傾向がある．それを嫌う人もいるため，やはりコラーゲンの方が良いという人も少数ながらいる．

　一方，コラーゲン注射に関してはアレルギー反応が，かなり高頻度に出現することに少々うんざりしていた美容外科医にとっては，アレルギーテスト不要のヒアルロン酸注射は願ってもない安全な注射であり，しかも効果が長持ちすることもわかり，人気が入れ替わったのも無理からぬことであった．

3. ヒアルロン酸注射の特徴，実際

(1) 施術後の膨張

ヒアルロン酸注射は透明なゲル状で，しかも注射後2～3日のうちに水分を吸収して膨張する傾向がある．したがって，浅いしわを消したり浅い溝を埋めるのにちょうど良いくらいの注射をすると，結果的には過剰で，数日後には軽度のミミズ腫れの状態になっていることが多い．このことを患者に前もって説明しておく必要がある．また，施術後の膨張を非常に嫌う患者も多いので，注射量は少々抑え気味にしておくべきで，それでちょうど良い結果となる．

過剰に注入されていることを気にする人には，ヒアルロン酸がゼリー状であることを説明し，ならし揉みをうまく行えば，ちょうどよく平坦にすることができることも説明しておくべきである．

(2) 効果の持続時間

ヒアルロン酸は吸収されにくい．したがって，効果の持続時間は長く，半年くらいということになっているが，眼瞼周囲や鼻唇溝などのように表情によってよく動く部位は，それよりも短期間で周囲に拡散する．しかし，鼻根部やおとがいのように表情によってあまり動かない部位は，それ以上長く効果が持続する場合もある．また，半年といっても半年で完全になくなってしまうということではない．

例えば，鼻根部などは2年以上経ってもまだかなりの量が残っていることもある．ヒアルロン酸は長時間定着し続け，吸収されないケースを筆者は何例も経験している．

(3) ヒアルロン酸の種類

現在，ヒアルロン酸には体表のフィラーとして用いられるものが4種類くらいある．これらは粘稠度に違いがある．筆者は注入する部位によって，用いるヒアルロン酸を使い分けている（図8，表1参照）．

4. ヒアルロン酸注射の基本的手技

ヒアルロン酸注射は単純に持ち上げたい部位に注射をするだけであるが，筆者の行っている注射法を総論的に紹介する．

《ヒアルロン酸注射　総論》
① 針は基本的に30G針を用いる．
② 凹凸が目立たないように，1ヵ所にあまり多く注入しない．
③ 線状に注入する場合，注射針を進めるときはしわがよく見えるように，皮膚を寄せ気味にした状態で注射針を進め，そこから逆にしわが浅く見えるように，皮膚を伸展させた状態で，針を後退させながらヒアルロン酸を注入していく（つまり，針のトンネルにヒアルロン酸を残していくような感じで）．その後さらに前方に同様の操作を行う．
④ 深いしわには点状に注入して，結果的に線状のしわを消す方法もある．その場合は皮内注射と皮下注射の2通りの方法がある．

次頁に7種類の具体的な注射の手技を解説する．もちろん，これらの注射法がすべてではないが，後はこれらを組み合わせるか，少し方法を変える程度で，基本的には大きく異なるものではない．こういう基本的な注射法のバリエーションがあることを認識しておくことが重要である．

I章　フィラーによる注射療法

(1) 水平注入法（図1）

　この注射法は最も一般的な注射法である．浅く細いしわを消す注射では，皮内注射か皮膚のギリギリ直下に注射することで，目尻部位のいわゆる「カラスの足跡」や前額，上口唇などの細いしわを目立たなくすることができる．部位によっては完全に消えることもあるが，表情によってできるしわは，表情によって再びしわを作るため，永久に消せるものではない．注射をする際には介助する手の指でしわを寄せたり広げたりして，正確にしわの直下に針が進むように注意する．

(2) 水平重積注入法（図2）

　より深くなってしまったしわを消す場合，1層の注射では十分に目的を果たせないことがある．その場合には2層重積注入法とする．基本的には深い層から先に注射する．つまり，地下2階から地下1階の順に注射するようなイメージである．また注射をする際には，介助する反対の手の指の役割も重要である．

(3) 水平多重注入法（図3）

　眉間のしわなどに見られるようなさらに深いしわとなると，2層でも足りない．通常，地下3階，地下2階，地下1階の順に注射する．深いしわでは，それでもしわが消えるまでには至らないことが多い．垂直方向の線維ができ上がっているからである．このような場合は一気にしわを消そうとはせず，1ヵ月後に注射を追加すると，さらにしわを浅くすることができ，これを繰り返すことで最終的にしわを消すことができる．

(4) 点状注入法（図4）

　この注射法は線ではなく，最初は点で注射を重ねることで，結果的に線状にしわを消す方法である．組織や深層の骨膜上に点状に注入する方法も，「点状注入法」に含まれる．

　ほうれい線などのように表情で大きく深さを増す部位では，水平注入法の最後にこの注射法で完成させるのも有効である．

(5) 斜め上方注入法（図5）

　この注射法は，注射針をやや深いレベルから，斜め上方に針を皮下ギリギリまで進めて，ヒアルロン酸を注入しながら針を戻し，さらに手前に針を戻して再び同じ操作を繰り返す注射法である．

　鼻唇溝やマリオネットラインの溝などには有効な注射法である．この注射法では介助する反対の手の指で針の前方を少し押して，溝の中心に針先が向くようにすることが，うまく注入するポイントである．

(6) 垂直上方注入法（図6）

　この注射法は，注射針をさらに深い位置から皮膚に向かって上方に針を進める方法である．介助する指の押す力で，皮下付近で針が皮膚面に垂直に近くなるようにすると，ヒアルロン酸は皮膚面にほぼ垂直に注入されることになる．

　深い頬の陥凹部位，鼻唇溝部位やマリオネットラインなどに注射をする際にはこの注射法が有効である．

(7) 垂直下方注入法（図7）

　この注射法は溝を浅くするというよりも，陥凹部を高く，または浅くする目的で，深層に注入して床上げをする注射法である．

　例えば，隆鼻を目的に鼻根部を高くするために，骨膜上にこの注射法を用いることが多い．ほかにも頬骨やあごの部位を高くするのに，この注射法を用いる．

B. ヒアルロン酸注射 総論

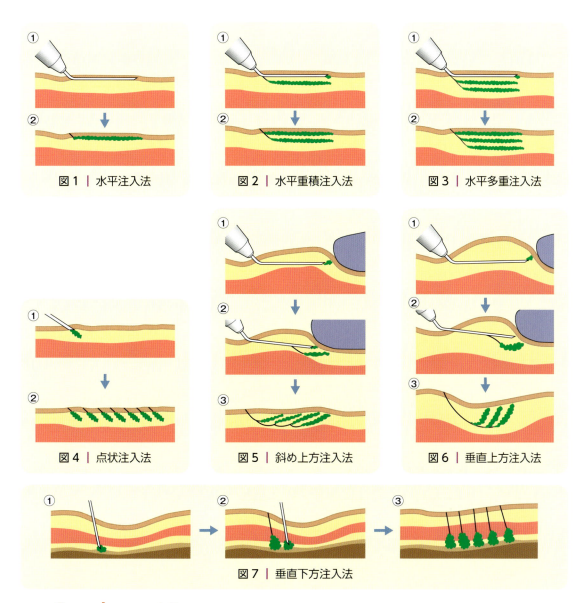

図1 水平注入法
図2 水平重積注入法
図3 水平多重注入法
図4 点状注入法
図5 斜め上方注入法
図6 垂直上方注入法
図7 垂直下方注入法

Supplement 5

ヒアルロン酸は当初予想された以上に長持ちする充填剤

　ヒアルロン酸注射は一応半年くらい持つと説明することになっているが、ヒアルロン酸の濃度、また注射の部位によっては持ちが異なる．例えば、鼻根部を高くするヒアルロン酸は、2年経過してもかなりのヒアルロン酸が残っていることを筆者は何例も普通に経験している．涙袋やおとがいの注射も長持ちする．おそらく、開発者が当初予想した以上に長持ちすることが、経験上判明してきたわけである．このような事例を見ても、ヒアルロン酸が広く普及しているのは、予想以上に長く効果が持続することが大きな要因であろうと思われる．

　また、もう一つの要因としては「ヒアルロン酸分解酵素」の存在であろう．余分に膨らみすぎて、本当に困ったときには分解酵素という奥の手があるので、元に戻せないという心配がなくなるのも非常にありがたいことである．

5. ヒアルロン酸の種類と注射する部位

　ヒアルロン酸注射は，粘稠度（viscocity）と，弾力性（elasticity）の程度によって，硬いヒアルロン酸，軟らかいヒアルロン酸というような使い分けをすることができる．正確には，①無架橋のもの，②低架橋のもの，③高架橋のもの，④さらに固いもので，ボリュームを増すことが目的のヒアルロン酸がある．それぞれのヒアルロン酸を注射する主な部位を図8に示す．ヒアルロン酸を注入する深さによっても，使い分けることになる（表1）．

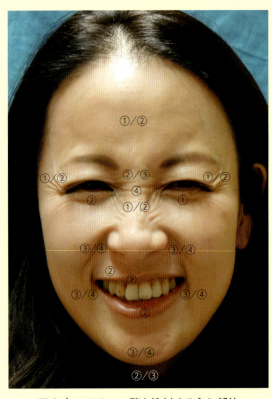

図8｜ヒアルロン酸を注射する主な部位

表1｜ヒアルロン酸の使い分け

前額部のしわ：① or ②
眉間部のしわ：② or ③
目尻のしわ：① or ②
下眼瞼のしわ：①
涙袋の形成：②
鼻根部，鼻背部のしわ：① or ②
鼻根部の高さ（ボリューム）：④
ほうれい線：③ or ④
上下口唇のしわ，赤唇縁：②
口唇のボリューム，しわ：②
マリオネットライン：③ or ④
おとがいのボリューム：③ or ④
頸部のしわ：② or ③

Supplement 6

ヒアルロン酸分解酵素はありがたい救世主

　ヒアルロン酸注射をした結果，膨らみすぎたり，面積が広すぎたりすることがある．涙袋や鼻根部，上眼瞼などにそのような事態が起こりやすい．そのような場合，患者から減らしたいという要望があれば，分解酵素という伝家の宝刀があるということは，何とありがたいことかと思う．ヒアルロン酸の注入を安心して実行できるからである．脂肪注入では入りすぎた場合は，軽度であればステロイドの局所注射，時には吸引して減らす必要がある．

　ヒアルロン酸の場合はヒアルロン酸分解酵素の注射だけで目的を果たすことができるので，容量だけ間違えずに注射すればよい．しかし，時には分解酵素の注射では効果が出すぎることがあるため，控えめに注射する方が賢明である．

C. 症例集〜ヒアルロン酸注射の適応部位〜

1. 前額部

Introduction

この部位のしわは2種類あると考えるべきである．一つは，真顔（無表情の状態）ではしわはないが，大きく開瞼する表情をするときにできる数列の溝状の横しわである（図A，B）．眉を引き上げるときは，前頭筋を収縮させるのであるが，それによってこのしわはできる．もう一つは，真顔のときでも見える細いしわである．若いときは，表情によってしわができても，真顔の状態でしわは完全に消える．しかし，加齢によって，やがて無表情でも消えないしわができる（図C）．後者は単純にヒアルロン酸注射の適応である．前者はボトックス注射を行い（《II章》B．1．前額部，参照），額の前頭筋の動きを止める必要があるが，ヒアルロン酸も同時に注射する必要がある場合もある．

図A｜25歳女性
真顔の状態ではしわが全くない．大きく開瞼した時にはしわがあるように見える．

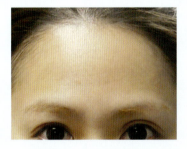 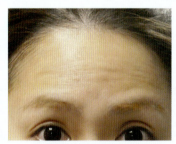

図B｜40歳女性
真顔ではほとんどしわがなくても，大きく開瞼すると多くのしわが見える．

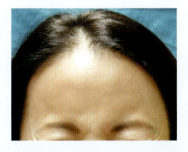 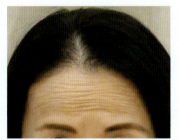

図C｜69歳女性
真顔でもはっきりとしわができている．

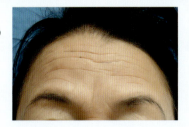 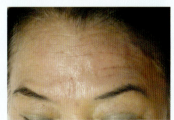

Ⅰ章　フィラーによる注射療法

CASE ❶ ▶ 69歳女性（真顔の状態でも前額のしわが目立つケース）

解説：真顔の状態でもしわが目立つのは，加齢とともに皮膚の構造が溝として完成していることによるものである．

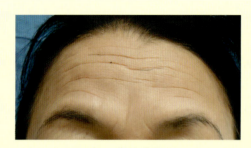

図1 ｜ 治療前

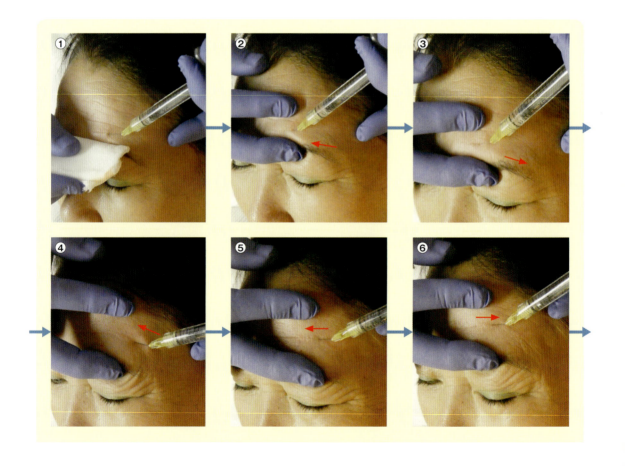

C. 症例集〜ヒアルロン酸注射の適応部位〜［前額部］

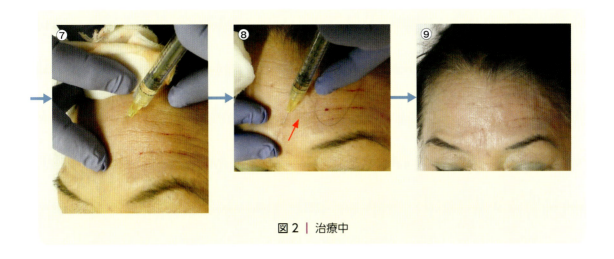

図2 | 治療中

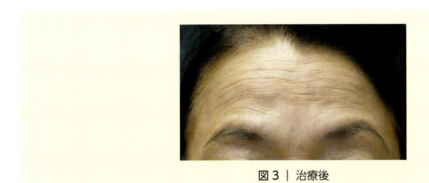

図3 | 治療後

本症例のポイント

1) この症例は前額部のしわとしてはやや深い方であり，1回の注射ではまだ完全にしわは消えない．
2) 水平注入法にて溝を埋める．皮内または皮下ギリギリの深さのレベルで針を進める（その際はしわが目立つように上下の皮膚を寄せ気味にする）．
3) 針を後退させるときには対側の手の指で皮膚を伸展させて，しわが目立たないようにした状態でヒアルロン酸を注入すると，入り具合がよくわかる．

I章　フィラーによる注射療法

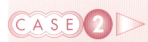
CASE 2 ▶ 48歳女性（前額と眉間のしわにボトックス注射とヒアルロン酸注射を併用したケース）

解説：開瞼表情によってしわが深くなるケースで，患者の希望もあり，ボトックス注射も同時に注射した．

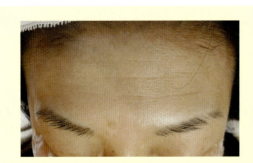
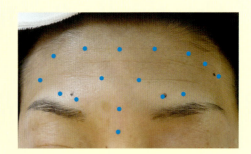

図1 ｜ 治療前

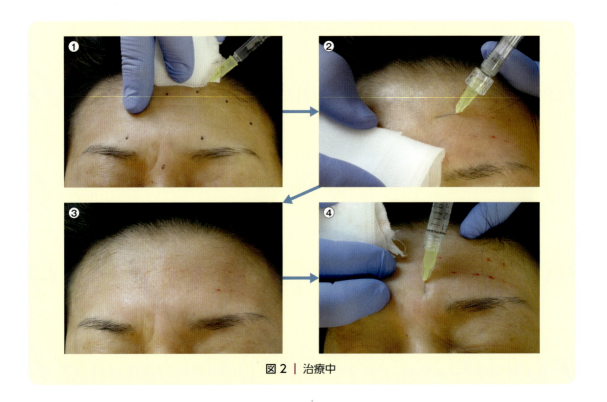

図2 ｜ 治療中

14

C. 症例集〜ヒアルロン酸注射の適応部位〜［前額部］

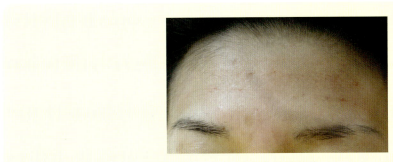

図3 | 治療直後

本症例のポイント

1) 眉間を寄せる表情が習慣になっているケースでは，ボトックス注射とヒアルロン酸注射を同時に併用することが多い．
2) まず最初に，ボトックスを1ヵ所につき3分の2Uずつ注射．
3) 次いで，目立つしわにヒアルロン酸を水平注入法で注射する．
4) このケースのように，浅いしわでは注入直後にほとんどしわが消失している．

Ⅰ章　フィラーによる注射療法

2. 眉間部

Introduction

眉間部のしわは，視力が弱いことや，子どもを叱るときなどに皺眉筋の収縮によって眉をしかめる癖がある人にできるしわであり，加齢とともにどんどん深さを増すものである．
ここには粘稠度の高いヒアルロン酸を注入する．ひとまずはヒアルロン酸注射で溝を埋める．
注射をする際は，深く注入しすぎて太い血管に注入しないように注意する．
眉をしかめる癖の強いケースではボトックスを併用する（《Ⅱ章》B．2．眉間部，参照）．

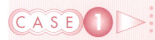　71歳女性（眉間にできた深いしわを取るケース）

解説：長年にわたる眉を寄せる習慣によって，眉間に深いしわが構築されてしまった．これほど深いしわの溝は，一度のヒアルロン酸注射では埋められない．数ヵ月おきに3〜4回の注射で浅くする．

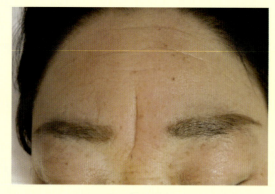

図1 ｜ 治療前

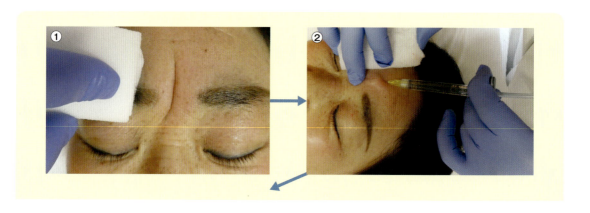

C. 症例集〜ヒアルロン酸注射の適応部位〜［眉間部］

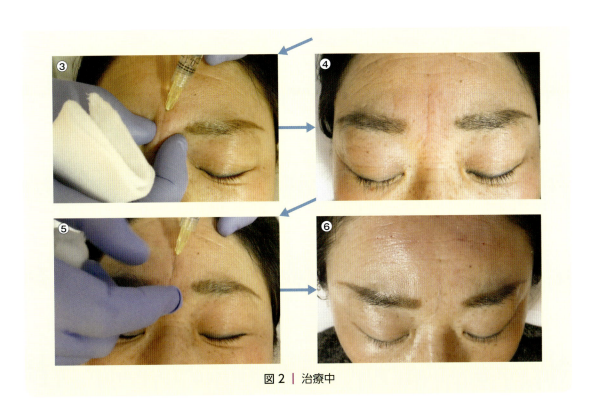

図2 | 治療中

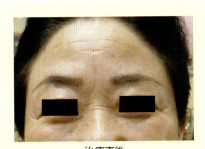

治療直後

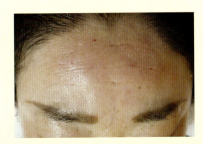

治療後9ヵ月

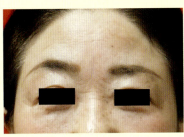

初回治療後1年
4回のヒアルロン酸注射でここまで浅くなった．

図3 | 治療後

本症例のポイント

- 深いしわは，皮膚の厚いタイプのケースに多い．1〜2回の注射ではしわが消えないことが多いので，最初にそのことを説明しておくべきである．

17

3. 鼻部

Introduction

鼻にヒアルロン酸を注入するのは，抗加齢目的と隆鼻目的の2パターンがある．

(1) 抗加齢目的

加齢とともに，鼻根部から鼻背部の上半部くらいまではしわが目立ってくる．鼻根部は水平方向のしわができる．これは鼻根筋と皮膚のたるみが原因で生じる．この部位のしわには，ヒアルロン酸注射が第一選択で，加齢とともにボトックス注射も併用した方が効果的である．

(2) 笑いじわ

鼻背部には笑う表情により「笑いじわ」が現れるが，そのしわの数は個人差が大きい．そして，それは加齢とともに目立ってくる．真顔では消える笑いじわのみの段階ではボトックス注射の適応であるが，真顔の状態でも目立つしわに発達した場合は，ヒアルロン酸注射も併用する必要がある．

(3) 隆鼻目的

ヒアルロン酸の普及によって，完全に美容目的の隆鼻術として，シリコンプロテーゼの代わりにヒアルロン酸注射を希望する人も多くなってきた．あまり高い鼻を望まない限り，ヒアルロン酸による隆鼻術は悪くない方法である．ただし，シリコンプロテーゼによる隆鼻術のような完璧な鼻すじの形状は望めない．高くなるとしても，かまぼこ状に高くなるからである（図A）．しかしながら，ダウンタイムを要する手術に比べて，数分で高くなるのであるから，その簡便さが魅力である．また，この部位に高架橋タイプのヒアルロン酸を注入した場合，効果の持続時間は長く，2年以上経過しても残存しているケースが多い．そのことがわかっている患者はやはりヒアルロン酸を継続して希望することが多い（図Aのケースもヒアルロン酸を注入してから3年が経過している）．

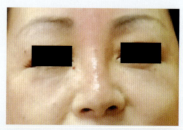
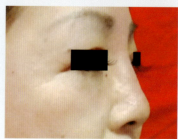

図A｜かまぼこ状に高くなった鼻

(4) アバター鼻

鼻根部へのヒアルロン酸注射を繰り返していると，必然的に曲率半径の大きい（鼻すじの太い）鼻となる．しかし，この状態でも鼻根部が高くなったことに満足しているケースは多い．もちろんシリコンプロテーゼによる隆鼻の方がきれいな鼻になることは承知していても，手術（隆鼻術）の大変さ（ダウンタイム，リスクなど）と比べると，5分ででき上がるヒアルロン酸注射を選択する人は多い．

C. 症例集～ヒアルロン酸注射の適応部位～［鼻部］

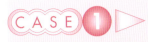

CASE 1 ▶ 53歳女性（隆鼻を目的としてヒアルロン酸注射を行ったケース）

解説：鼻根部が低いことを気にして来院．できれば注射だけで高くしてほしいとのことで，ヒアルロン酸注射を行うこととした．

図1 ｜ 治療前

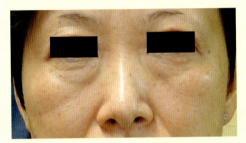

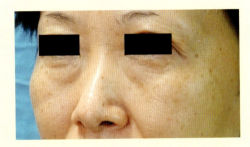

図2 ｜ 注入方法・部位のシェーマ
まず，鼻根部骨膜上に注入（a）．続いて皮下に注入する（b）．この2つの注入法を同時に鼻根部に施すと図3のようになる．

a. 点状注入法　　　　b. 垂直上方注入法

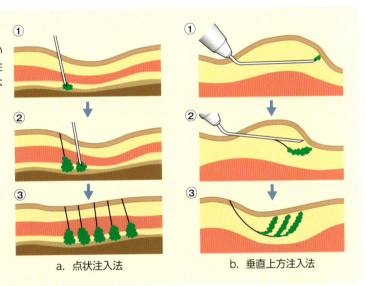

図3 ｜ 点状注入法と垂直上方注入法

Ⅰ章 フィラーによる注射療法

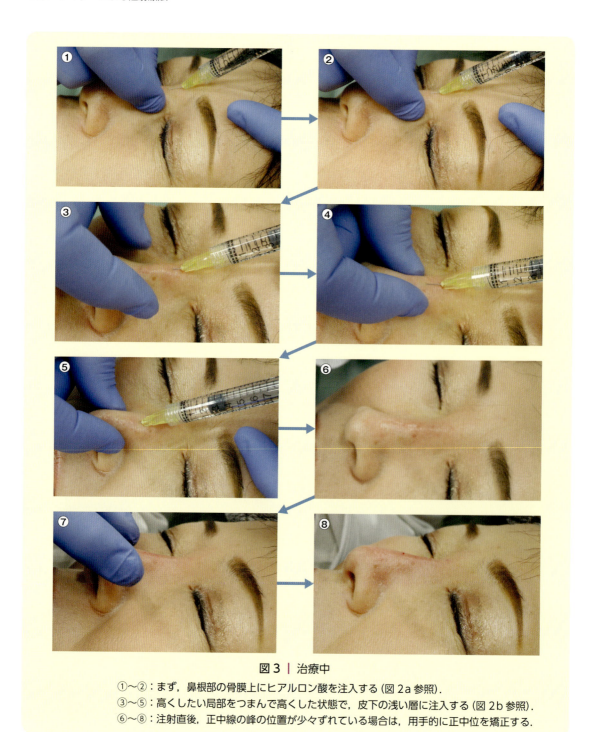

図3 | 治療中
①〜②:まず,鼻根部の骨膜上にヒアルロン酸を注入する(図2a参照).
③〜⑤:高くしたい局部をつまんで高くした状態で,皮下の浅い層に注入する(図2b参照).
⑥〜⑧:注射直後,正中線の峰の位置が少々ずれている場合は,用手的に正中位を矯正する.

C. 症例集〜ヒアルロン酸注射の適応部位〜［鼻部］

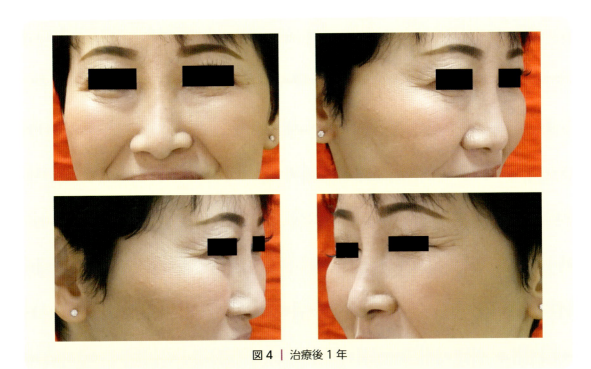

図4 | 治療後1年

本症例のポイント

1) ヒアルロン酸による隆鼻術は，控えめにしておけば十分に目的を果たすことができる．
2) 鼻すじが太く見える傾向はやむを得ない．注射による隆鼻はかまぼこ状（円筒状）にしかならない．
3) 効果が1〜2年と長く継続するため，手術よりもこの注射でよいというケースは多い．
4) メンテナンスとして半年に1回くらい追加注入をするケースも多い．

Ⅰ章　フィラーによる注射療法

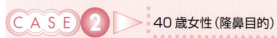

CASE 2 ▶ 40歳女性（隆鼻目的）

解説：鼻根部が低いことを気にするフィリピーナ．施術の簡易さゆえに，シリコンプロテーゼよりもフィラーで隆鼻を希望するケース（フィリピーナ）が多い．

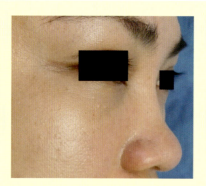
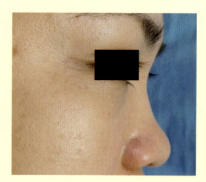

図1 | 治療前

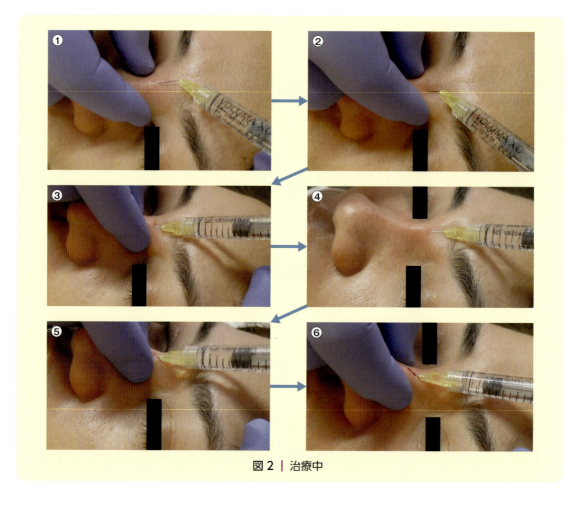

図2 | 治療中

C. 症例集〜ヒアルロン酸注射の適応部位〜[鼻部]

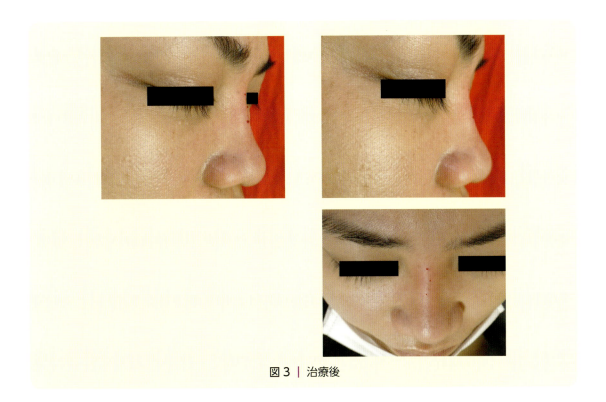

図3 | 治療後

本症例のポイント

1) 隆鼻目的でのヒアルロン酸注射は，注射部位を高くしても尾根状ではなく，かまぼこ状に隆起するため，理想的な高さにはならない．
2) 注射を皮下でも真皮直下に注入する方が，曲率半径の小さい状態での隆起が期待できる．
3) 注射後に軸が少々ずれている場合でも，ならし揉みで修正することができる．それがヒアルロン酸の利点である．

Ⅰ章　フィラーによる注射療法

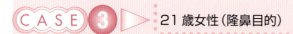

CASE ③ ▶ 21歳女性（隆鼻目的）

解説：鼻根部のみを高くしたいという希望で，ヒアルロン酸注射を選択したケース．

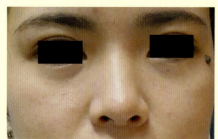 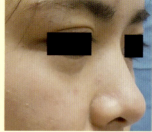 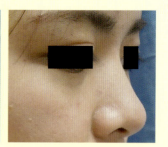

図1 ｜ 治療前

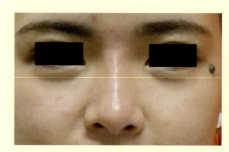 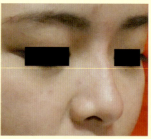 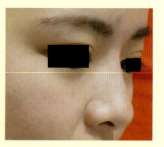

図2 ｜ 治療後

本症例のポイント

1) 鼻すじを通すために，正中線部に浅くヒアルロン酸を注入．
2) 鼻根部のみ骨膜上と皮下の2層に注入．
3) これ以上鼻を高くすることを望まなければ，不自然な感じがすることなく隆鼻が完成する．

C. 症例集〜ヒアルロン酸注射の適応部位〜［鼻部］

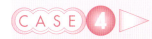

CASE 4 ▶ 71歳女性（鼻根部のしわを消すためのヒアルロン酸注射）

解説：加齢による鼻根部のしわを消したいケース．この部位のしわを消したいという人は非常に多い．

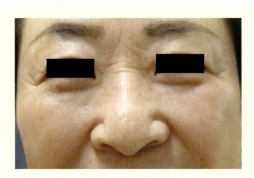

図1 | 治療前

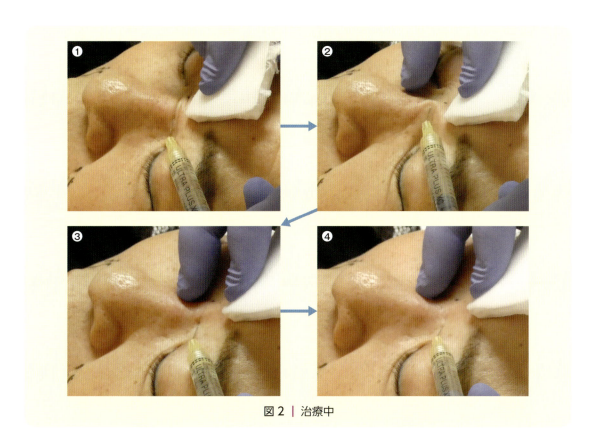

図2 | 治療中

25

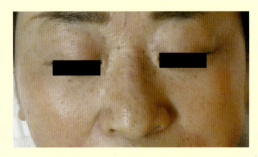 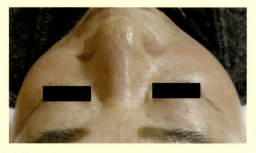

図3 | 治療後

本症例のポイント

1) 鼻根部の水平方向のしわは加齢によるもので，2～4本のしわが目立つケースが多い．
2) やや粘稠度の高いヒアルロン酸で，単層または2層の水平注入を行う．

Supplement 7

隆鼻術にヒアルロン酸を過剰に注射すると，「アバター鼻」になる！？

鼻を高くするには，シリコンプロテーゼによる隆鼻術を考えるのが普通と考えられていた時代に，ヒアルロン酸が登場した．ヒアルロン酸注射は，鼻根部を中心に高くしたいという人に注射することで，それなりの効果が得られることがわかり，ひそかに人気がある．ヒアルロン酸注射は何といっても手軽に実行できるところが魅力であるからである．注射を打てば数分後には鼻すじの通った鼻ができあがるのであるから，まるで魔法のような（患者がそう表現するのである）注射である．元々シリコンプロテーゼによる隆鼻術が好きであった筆者だが，隆鼻術の手術の症例が激減した．これも時代の流れと受け入れるしかない．

筆者の地元にはフィリピン出身の女性が多いので，口コミで次々にやって来るが，最近はそのほとんどがヒアルロン酸注射で鼻を高くしたいと言う．しかし，より美意識の高いフィリピーナはやはりシリコンプロテーゼできれいに高くしたいと方針転換をすることが多いが，それは圧倒的に少数派で，ヒアルロン酸注射を希望する人が中心である．

また，注射だけで鼻根部を高くすることを繰り返すと，鼻筋が太くなるため，どうしてもアバター（映画『アバター』に登場するキャラクター）のような鼻になる．ヒアルロン酸で皮膚を隆起させるとしても，屋根型にはならず，かまぼこ型に隆起するのはゼリー状の注射液であるからである．そのため，控えめな高さで我慢するのが賢明と言える．

しかし，アバターのような鼻に近づいても，結構満足している人が多いのも事実である．低すぎる鼻に大きなコンプレックスを持っていたからではないかと思われる．ある患者は「友達が私の鼻を見て『アバターに近づいたネ』と言うけどね」と笑って話してくれる．筆者は「ヒアルロン酸の注射では高くなってもかまぼこ状にしか高くならないから，仕方がないですよ」と注入前から説明している．それでもほどほどの高さであれば，患者はそこまで不自然とは思わずに素直に受け入れて十分に満足している．何度もメンテナンスと称して，注入を半年～1年に1回の注射を続けている患者も多い．

4. 下眼瞼（涙袋）

> **Introduction**
>
> ここの部位にフィラーを注射して，いわゆる「涙袋」を目立つようにしたいという希望は結構多い．若い女性はより優しく，かわいい目元を形成したいという思いがある．「涙袋」がない平坦な下眼瞼はクールな目つきに見えるのである．また，中年の女性では，若いときにははっきりとした涙袋があったのが，加齢とともにしぼんでしまったということで，少しふっくらとさせたいという希望で来院する．この部位へはヒアルロン酸注射が最も良い適応であるが，注射が非常に難しいことも事実である．
> 注射は比較的浅い筋層に注入するのが有効である．また，慣れないうちは**座位**にて注射すると，より確実である．

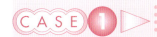

29歳女性（ヒアルロン酸注射で「涙袋」を作る）

解説：「涙袋」がはっきりしていると，特に女性では明るく優しい目に見える．真顔では涙袋があまりはっきりしない人でも，スマイルの表情をすると涙袋がはっきりするものである．つまり，涙袋がはっきりと見える目は，目元が微笑みを浮かべているように見えて，優しそうな目つきになる．

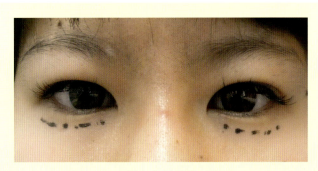

図1 | 治療前

I章　フィラーによる注射療法

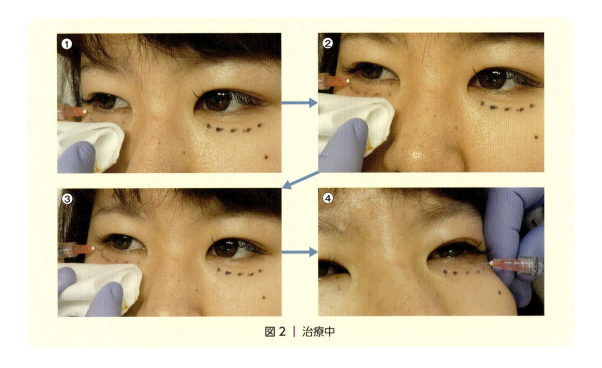

図2 ｜ 治療中

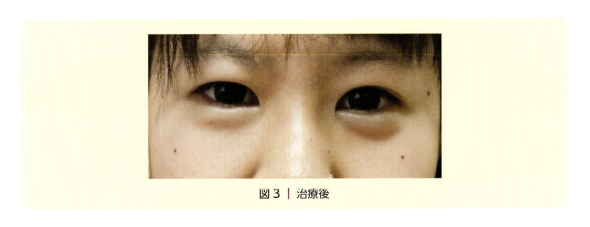

図3 ｜ 治療後

本症例のポイント

1) 「涙袋」のはっきりした目は，明るく優しい目に見える．
2) 「涙袋」を膨らませたい部位の下縁をマークして，それよりも眼縁側を膨らませるべく，ヒアルロン酸を注入する．
3) この部位の注射には低架橋のヒアルロン酸を29G針で注入すると，注入しやすい．

C. 症例集〜ヒアルロン酸注射の適応部位〜[下眼瞼(涙袋)]

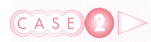
27歳女性[涙袋の形成(ヒアルロン酸の補充)]

解説：左下眼瞼は2ヵ月前にヒアルロン酸を注入．右下眼瞼は同時に注入したがボリュームが減少したため，右下眼瞼に補充する．

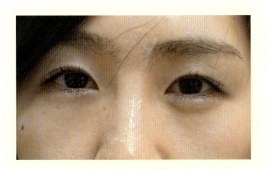

図1 | 治療前

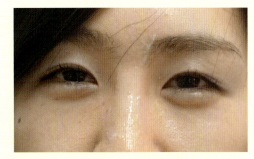

図2 | 治療直後

本症例のポイント

1)「涙袋」にヒアルロン酸を注入する場合，涙袋の範囲を越えて膨隆させては不自然になるため，注意する．
2) 皮下の浅層に注入する．深い筋層に注入すると，下方に浸潤する可能性がある．
3) ヒアルロン酸は低架橋のものが無難である．
4) 注射針は30G針より29G針の方が注射しやすい．

I章　フィラーによる注射療法

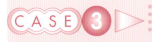

CASE 3 ▶ 48歳女性（涙袋の補修）

解説：もともと涙袋がはっきりとしていた女性が，加齢とともに萎縮してきたため，補充する．

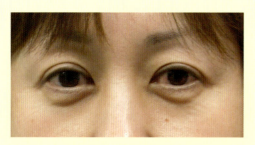

図1｜治療前

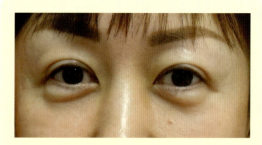

図2｜治療後

本症例のポイント

1) ヒアルロン酸を片側 0.1 mL を目安に注入する．
2) 皮下の浅層に注入する．

Supplement 8

人相学的に涙袋が意味するもの

　涙袋は，下眼瞼の膨らみで，少しの笑顔でさらに膨らみを増す．この涙袋がはっきりしていると，女性では非常に優しい目元に見えるため，この涙袋が小さい女性には，ヒアルロン酸を注射して涙袋を作りたいと思う人が多い．逆に，涙袋がほとんどない平坦な下眼瞼の女性は，何となくクールな目つきに見える．比較してみるとはっきりとわかる．

　最近の若者で，いわゆるジャニーズ系の顔をした男性は，ほとんど涙袋がはっきりしている．それだけ男性でも優しく見えるのだ．

　ところで，人相学的には，涙袋は「涙堂」といい女性ホルモンの詰まった袋というような意味があるとされている．つまり，女性としての魅力がいっぱい詰まっているという意味で男性を魅了する目つきとされている．つまり，男性によくモテる目つきなのである．

5. 上眼瞼

Introduction

上眼瞼の陥凹にはいわゆるフィラー注射として，ヒアルロン酸注射は有効であるが，この部位は十分注意して行わないと，医原性の眼瞼下垂を招くことがある．あくまで眉毛寄りに，眼輪筋層に，しかも控えめな注射量にとどめておく．また，この部位には**脂肪注入**が有効な手段である．

CASE 1 ▷ 52歳女性（左上眼瞼へのヒアルロン酸注射）

解説：左上眼瞼が凹んでいるため，ヒアルロン酸を0.35mL注入した．

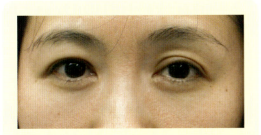

図1 | 治療前

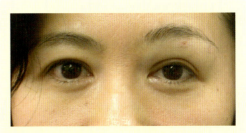

図2 | 治療翌日
左上眼瞼注射 0.35mL

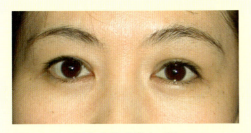

図3 | 治療後1ヵ月

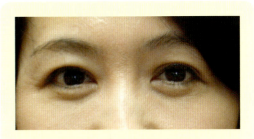

図4 | 治療後1年

本症例のポイント

1) 施術後の膨隆を計算に入れ，ヒアルロン酸は少々少なめに留めておく．
2) 睫毛側には注入しないようにして，眉毛下縁付近に注入しながら開瞼させて状態を見て，でき映えを判断する．

6. 目尻部位

Introduction

(1) 眼瞼周囲

眼瞼周囲は笑うなどの表情でよく動き，また皮膚が薄いという事情があり，最も早期にしわが生じる部位である．目尻のしわは，笑うことで収縮する眼輪筋の影響でできるしわである．

1) 笑ったときだけしわが目立ち（いわゆる「笑いじわ」），笑わないときにはしわが消えているような若年者のうちは，ボトックス注射だけでよい．
2) 加齢現象は誰にでもいつかは容赦なく訪れ，真顔のときでも3〜4本のしわが目立つようになる（図A）．それが「カラスの足跡」と呼ばれる目尻のしわである．これにはヒアルロン酸注射が良い適応である．そして，笑ったとき，さらにしわが目立つ場合には，ボトックス注射も併用する．
3) 生来皮膚のきめが細かく，非常に薄い体質の女性では，3〜4本どころか，放射状に10本以上のしわができる人がある（図B）．このようなケースではヒアルロン酸注射よりも，まずはボトックスを注射して眼輪筋の動きを止め，笑ってもしわができないようにする方が賢明であろう．その上で，特に目立つしわにヒアルロン酸を注入する．

(2) 下眼瞼のしわ

下眼瞼のちりめんじわよりも，太いはっきりとしたしわにはヒアルロン酸注射が有効である．また，全体的に小じわが多い場合には，ヒアルロン酸にボトックスを併用することも有効である．

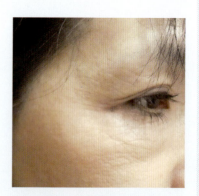

図A｜目尻の笑いじわ

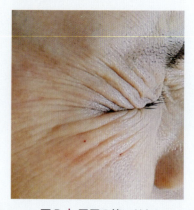

図B｜目尻の笑いじわ

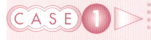 33歳女性（「カラスの足跡」を消すヒアルロン酸注射）

解説：女性にとって，「カラスの足跡」は中年の象徴のようなもので，加齢を否が応にも意識させられる．

C. 症例集〜ヒアルロン酸注射の適応部位〜［目尻部位］

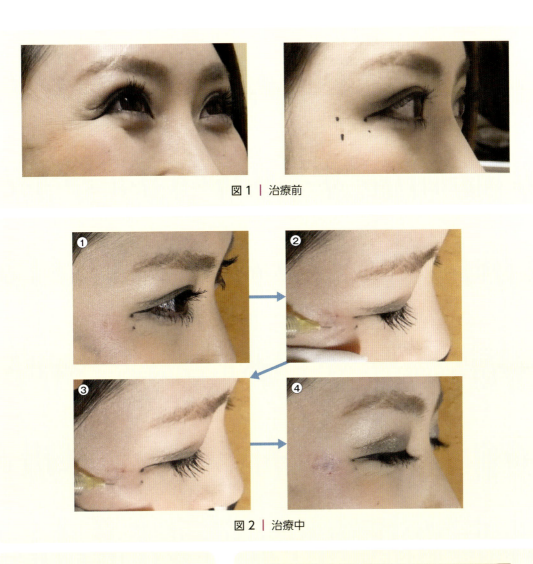

図1 | 治療前

図2 | 治療中

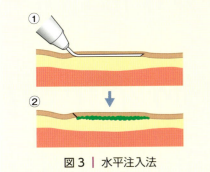

図3 | 水平注入法

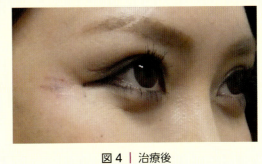

図4 | 治療後

本症例のポイント

1) この部位は最も軟らかい無架橋のヒアルロン酸を水平注入法で注入する.
2) 注射後2〜3日で膨隆することを施術前に説明しておく.

Ⅰ章　フィラーによる注射療法

7. 下眼瞼

Introduction

この部位でヒアルロン酸注射の適応となるのは**眼瞼頬溝**である．この部位は加齢によって溝が目立つ人が多い．その延長線上にいわゆる「ゴルゴ線」があるが，この陥凹溝を嫌って消したいと願う人も多い．ヒアルロン酸の注射が有効であるが，仰臥位では的確にその部位に注入するのが難しいのも事実である．この部位も最初は仰臥位で注入しても，最後は**座位**にて確認し，追加注入するとより確実である．

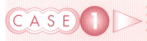　73歳女性（下眼瞼下部の溝を消したいケース）

解説：下眼瞼下部の斜め外下方にできる溝のことを「ゴルゴ線」という．これは20代の女性でも目立つケースがある．脂肪注入が理想的であるが，ヒアルロン酸注入でも治療できる．

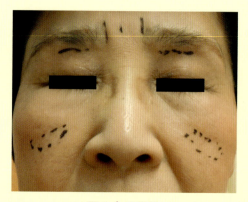

図1 ｜ 治療前

C. 症例集～ヒアルロン酸注射の適応部位～［下眼瞼］

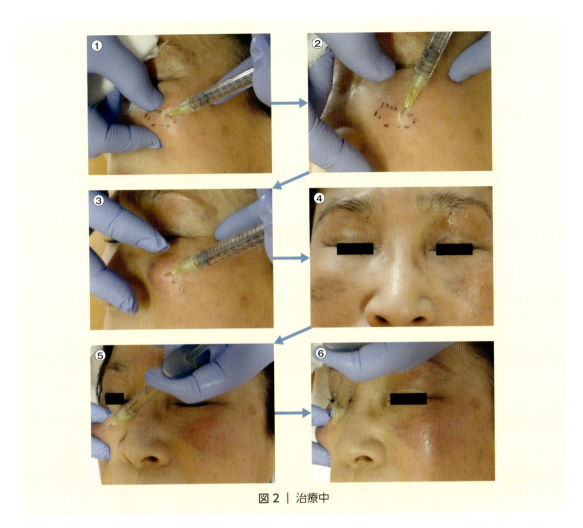

図2 ｜ 治療中

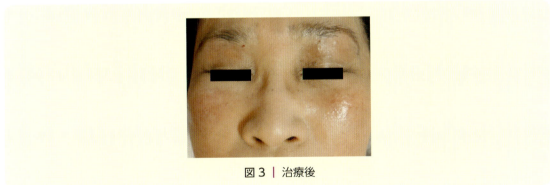

図3 ｜ 治療後

本症例のポイント

1) この部位は筋層の凹みであるから，ヒアルロン酸も深層に注入する．
2) 浅層に注入しすぎると，透明のヒアルロン酸が黒ずんで見えるので注意する．
3) 斜め上方注入法または垂直上方注入法が有効である．

Ⅰ章 フィラーによる注射療法

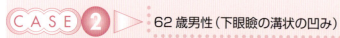

CASE 2 ▶ 62歳男性（下眼瞼の溝状の凹み）

解説：下眼瞼の溝状の凹みを気にする人は多い．深い層から浅い層に2～3段階に分けて注射をするが，あまり膨らませすぎないようにする．下眼瞼下部の眼瞼頬溝が深くなっている．この部位はヒアルロン酸か脂肪注入の適応となる．

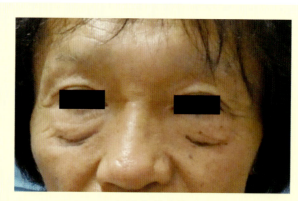

図1 ｜ 治療前

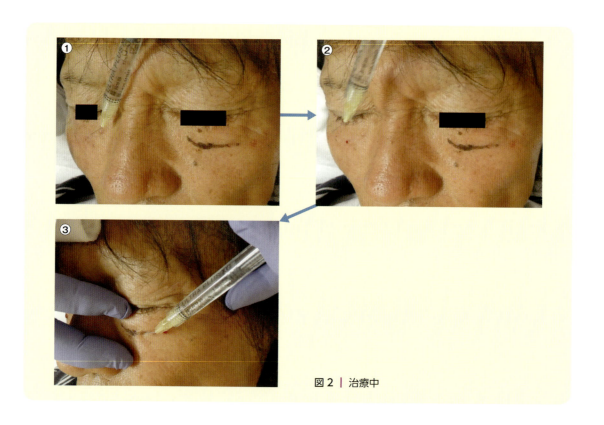

図2 ｜ 治療中

C. 症例集〜ヒアルロン酸注射の適応部位〜［下眼瞼］

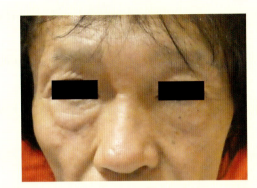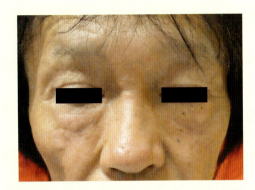

図3 | 治療後

本症例のポイント

- この部位は，低架橋のヒアルロン酸注射とする．注射後，座位にて最終確認をして追加することもある．

8. ほうれい線

Introduction

ほうれい線はフィラー注射の需要が最も多い部位である．
1) この部位はしゃべる，笑うという顔面の動きを行う際に最もよく動かす部位であるため，フィラーによる長期間の効果はなかなか期待できない．注射を繰り返すか，脂肪注入などの別の方法を考える．
2) ヒアルロン酸注射でも，最も粘稠度の高いものを用いる必要がある．
3) 注射の際も鼻唇溝の深さによって注射法を変える．単純に水平重積注入法だけではなく，垂直上方注入法などの注入法を用いて効果の向上を図る（《Ⅰ章》B．4．ヒアルロン酸注射の基本的手技，図2，6参照）．

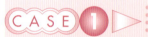
46歳女性（口元のしわを消す）

解説：比較的若年者の場合，ほうれい線が気になるケースでも，鼻翼側より口元のしわの方が目立つことが多い．

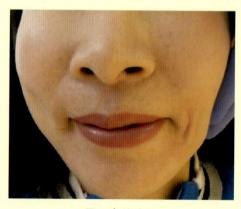

図1 | 治療前

C. 症例集〜ヒアルロン酸注射の適応部位〜［ほうれい線］

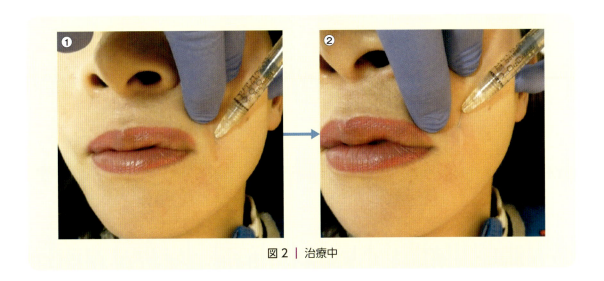

図2 | 治療中

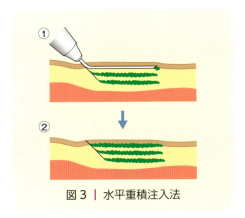

図3 | 水平重積注入法

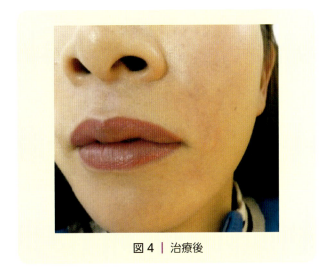

図4 | 治療後

本症例のポイント

1) この部位のヒアルロン酸注入は比較的粘稠度の高いものを用いる.
2) 多重層の水平重積注入を行う.

Ⅰ章　フィラーによる注射療法

CASE 2 ▶ 58歳女性（ほうれい線への注射療法）

解説：ほうれい線部位にヒアルロン酸を注射することにより，溝を浅くすることができる．ただし，かなり大量のヒアルロン酸が必要である．そこで，方針転換して脂肪注入による改善を図るのも賢明である．

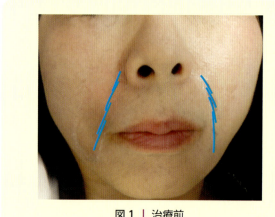

図1 ｜ 治療前

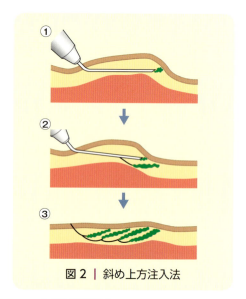

図2 ｜ 斜め上方注入法

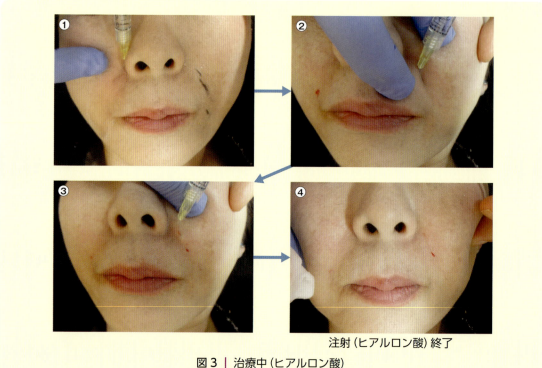

注射（ヒアルロン酸）終了

図3 ｜ 治療中（ヒアルロン酸）

C. 症例集〜ヒアルロン酸注射の適応部位〜［ほうれい線］

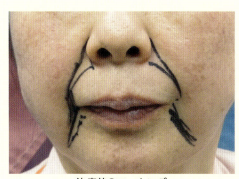
治療前のマーキング

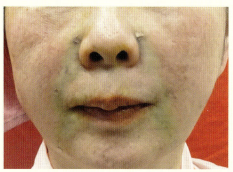
脂肪注入終了時の状態

図4 | 脂肪注入治療前（ヒアルロン酸注射後2ヵ月）のマーキング

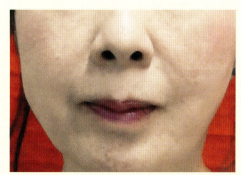
脂肪注入後1ヵ月目

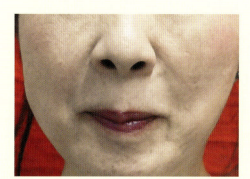
脂肪注入後3ヵ月目

図5 | 脂肪注入治療後

本症例のポイント

1) ほうれい線，マリオネットラインの溝を埋めるために，まず考えることは，ヒアルロン酸注射である．初回に大量に注入するよりも，片方に0.2〜0.3mL注射して，回復の程度を患者自身に見てもらい，そのままヒアルロン酸を追加注入していくかどうかを判断してもらう．
2) 本症例はヒアルロン酸を2回斜め上方注入法で注入した後，半年くらいして脂肪注入術に方針転換した．

9. 上口唇

Introduction

上口唇の正中部は，少し厚みを持った形状の方が，女性としてのかわいらしさを表現する．逆に上口唇の輪郭が水平状態であると，男性的な口唇の形状となる．女性的な口唇を作るために，ヒアルロン酸注射をすることは非常に有効である．

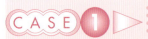

73歳女性（上口唇部のしわを消す注射）

加齢とともに上口唇には縦方向のしわが増えてくる．いわゆる上口唇の「梅干しじわ」である．これにはヒアルロン酸注射が最も良い適応となる．

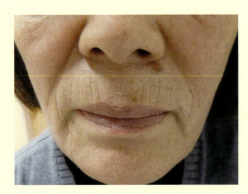
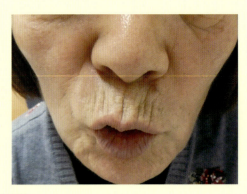

図1 | 治療前

C. 症例集〜ヒアルロン酸注射の適応部位〜[上口唇]

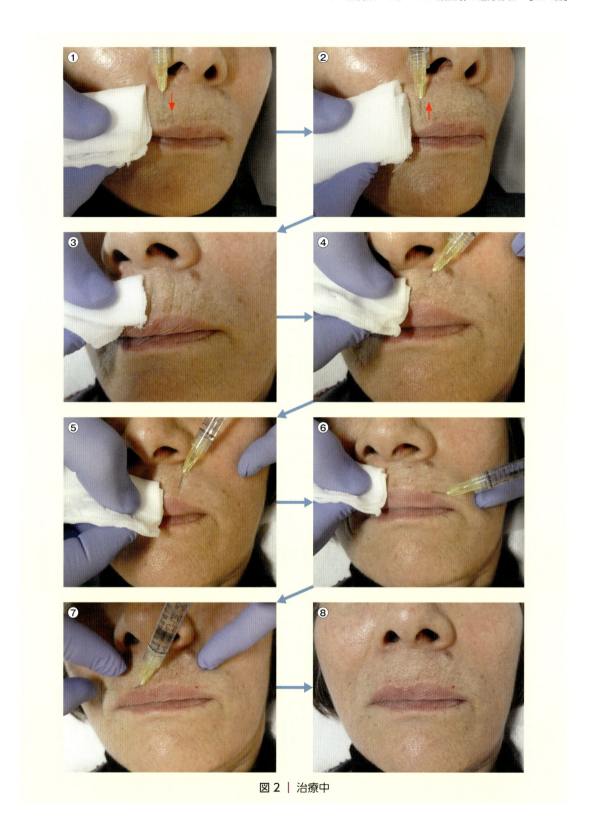

図2 | 治療中

I章　フィラーによる注射療法

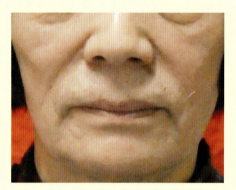

図3 | 治療後1年

本症例のポイント

1) 上口唇部の縦じわは，加齢現象の象徴のようなもので，嫌う人は多い．
2) ヒアルロン酸注射が最も有効である．
3) 赤唇縁のヒアルロン酸注射は，上口唇の縦じわの注射処置の最後に，仕上げの注射として有効である．

10. 口　唇

Introduction

この部位にヒアルロン酸注射を行うことは，口唇の若返りのためには非常に有効である．また，口唇は表情によりよく動く部位であるが，ヒアルロン酸が長持ちする．

(1) 赤唇縁輪郭注射

　口唇は加齢現象として赤唇縁の隆起が平坦化する傾向にある．その部位にヒアルロン酸注射をすることで，口唇に若返り効果が得られる（図A）．

(2) 赤唇部注射

　もう一つの加齢現象として，上口唇部の皮膚は縦に伸びる．それはいわゆる「鼻の下が長くなる」現象であるが，その影響で，上口唇の赤唇は縦幅が短縮して薄く見えるようになる．それを最も簡単に解消する方法は，赤唇部にヒアルロン酸の注射によって，厚みを出すことである．もちろん，この注射処理によって上口唇部が短くなるわけではないが，立体感が増した分だけ若々しく見え，アンチエイジング効果がある．30～40代の女性には非常に有効である（図A）．

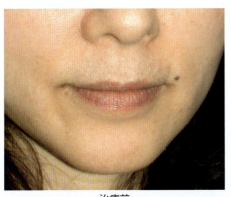 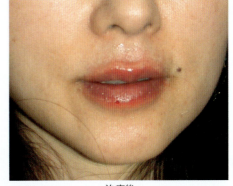

治療前　　　　　　　　　　　　　　治療後

図A｜赤唇縁輪郭・赤唇部へのヒアルロン酸注射

Ⅰ章　フィラーによる注射療法

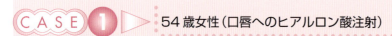

CASE ❶ ▶ 54歳女性（口唇へのヒアルロン酸注射）

解説：口唇の若返りのために，赤唇縁を盛り上げる，または赤唇の厚さを増す注射療法は有効である．

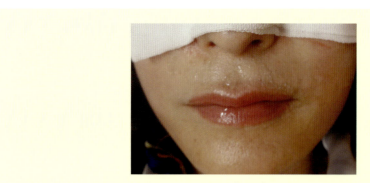

図1 ｜ 治療前

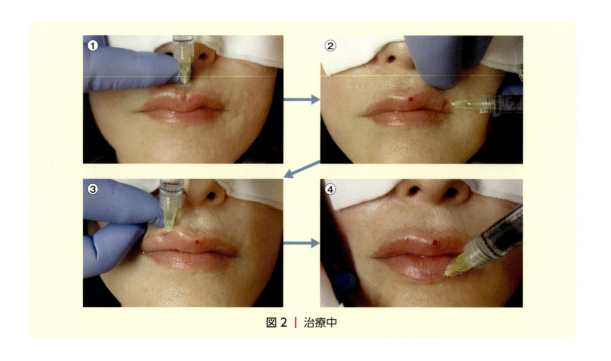

図2 ｜ 治療中

46

C. 症例集〜ヒアルロン酸注射の適応部位〜［口唇］

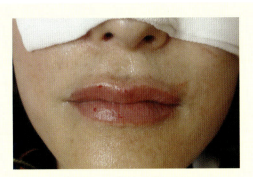

図3 | 治療後

本症例のポイント

1) 赤唇へのヒアルロン酸注射は若返りのための処置として有効である．
2) 注射の前にゼリー状の局麻剤は赤唇部に有効である．

Supplement 9

「K姉妹」の姉の口唇—口唇へのヒアルロン酸注射は「はまる人」が意外に多い

赤唇は加齢によって薄く見えるようになる．特に上口唇はそれが顕著である．加齢によって，赤唇縁は薄くなり，そこから上口唇には縦じわが伸びていく．また，上口唇は加齢とともに皮膚が伸びて面積が増す．その結果，上口唇の上下径が長くなることによって，赤唇部が押されて薄く見えるようになる．それが加齢によって赤唇部が薄くなる原因である．

それを解消するために，ヒアルロン酸を赤唇部に注射する美容外科的処置に人気がある．上口唇は特に，中央部のみに0.1mL注射しただけでも少し厚みを増して上口唇の下端が反り上がり，若さが増す．さらに，上口唇の両サイドを膨らませると，アヒル口と言われる唇になる．数分後，口元の外観が若返り，他人には種明かしをしない限り，なぜか若く見えるようになる．これはヒアルロン酸注射の魔術のようで，いったん気に入った人の中にはどんどんはまってしまう人が多い．

筆者は誰彼にも見境なく勧めるのではなく，ほかの部位のヒアルロン酸注射を続けている患者さんで，「この人には」という気持ちになった人にだけ，控えめに勧めてみる程度である．それでも，それがきっかけで口唇のヒアルロン酸注射の魅力に取りつかれる人が多いのもまた事実である．しかし，この注射の魅力にはまってしまって，口唇のボリュームが少しでも減ってくると，さらに追加して注入したくなるようである．どんどん口唇が厚くなっても，本人は異常とは思わず，さらに厚くしたいと希望する人も存在する．そういう人はすでに客観的な判断にずれが生じているのが事実である．

筆者のクリニックでもそういう状態に近い患者が何人かいる．筆者は「自分が必要ないと思う人には，いくらお金払うから入れてと言われても注射しませんから」と言って，ブレーキ役に回ることにしている．「K姉妹のお姉さんのようにはなってほしくないからね」と言うのが，結構説得力がある．

I章　フィラーによる注射療法

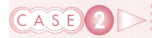

CASE 2 ▶ 27歳女性（赤唇へのヒアルロン酸注射）

解説：上口唇の正中部を盛り上げることで，魅力的な口唇に作り替えることができる．

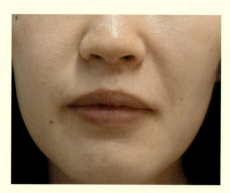

図1 ｜ 治療前

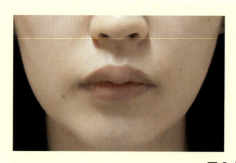 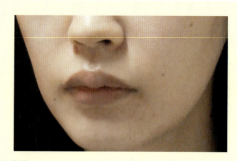

図2 ｜ 治療後

本症例のポイント

1) 上口唇の正中部が平坦な口唇は男性型の外観である (図1).
2) この部位を膨隆させることで，女性的な上口唇が簡単にできあがる (図2).

C. 症例集〜ヒアルロン酸注射の適応部位〜[口唇]

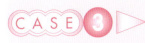

CASE 3 ▶ 34歳女性（赤唇へのヒアルロン酸注射）

解説：加齢とともに，上口唇は面積が大きくなり，逆に赤唇部は薄く見えるようになる．それを改善して厚く見えるようにするのは，ヒアルロン酸注射である．

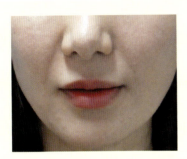 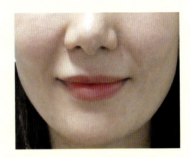

図1 | 治療前

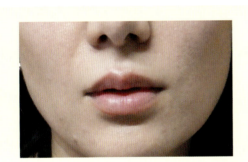 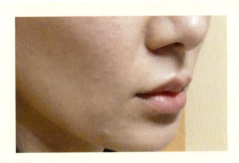

図2 | 治療後

本症例のポイント

1) 上口唇の赤唇部が薄く，正中部も平坦な状態を，より若々しく魅力的な口唇に変えることがヒアルロン酸の注射でできる．
2) 上口唇の正中部を盛り上げることと，上下の赤唇縁の隆起を作ることで，簡単に口唇をリフォームすることができる．

I章　フィラーによる注射療法

11. 下口唇（口元，マリオネットライン）

Introduction

下口唇部も加齢とともに変化する．赤唇縁，口唇のしわなどに注射をすることで，若返り効果が得られる．

口角部は加齢とともに周囲の皮膚の下垂を生じ，陥凹が目立つようになる．その部位から，斜め下方に向かって生じた溝のことを俗にマリオネットラインと呼んでいる．口角部の陥凹のみが目立つ状況では，口角部のみにヒアルロン酸注射をすることで，口角部を上方に引き上げる効果が得られる．さらに加齢が進み，マリオネットラインが目立つようになった場合は，その部位にもヒアルロン酸の注射をすれば解消することができる．

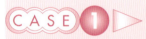

65歳女性（口角へのヒアルロン酸注射）

解説：加齢とともに口角は下降する．それにつれてマリオネットラインも深くなってくる．

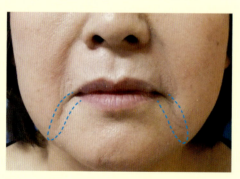

図1 ｜ 治療前

C. 症例集〜ヒアルロン酸注射の適応部位〜［下口唇（口元，マリオネットライン）］

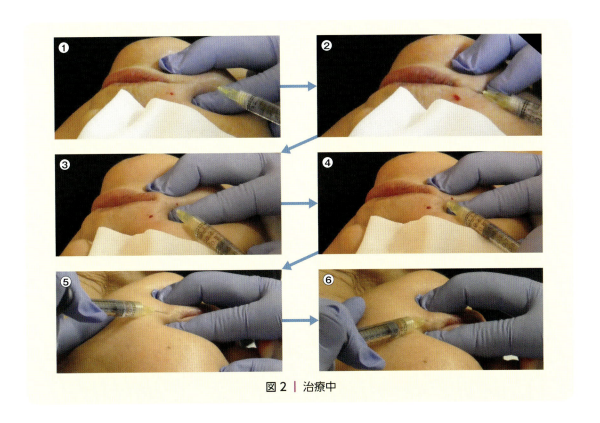

図2 ｜ 治療中

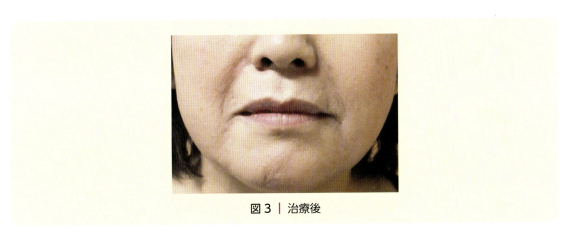

図3 ｜ 治療後

本症例のポイント

1) 加齢による口角の下降を，フィラー注射で下口唇部の口角を膨隆させることにより，口角が持ち上がる．
2) 高架橋のヒアルロン酸，または脂肪の注入で矯正が可能である．

Ⅰ章　フィラーによる注射療法

12. その他の部位

(1) 頬　部

　　頬部は加齢とともに陥凹とたるみを生じる．そこにフィラーを注射することは，変形が軽度の段階においては非常に有効である．ごく軽度の段階ではヒアルロン酸注射が有効である．さらに加齢が進むと，脂肪注入の方がより確実な効果が得られる．さらにたるみが進むと，やはりフェイスリフト手術の出番となる．

(2) おとがい部

　　おとがい部は，ボリュームを増すためにはヒアルロン酸注射の良い適応部位である．この部位の表情の変化に伴ってできる，いわゆる「梅干しじわ」が非常に目立つ場合は，ボトックスの併用が必要である．鼻根部位と同様，効果の持続時間が1年以上と長い（図1）．

(3) こめかみ部位

　　この部位はいろいろなフィラーで陥凹を解消することができる．ヒアルロン酸注射の良い適応であり，脂肪注入はあまり良い適応とは言えない．

(4) 乳　房

　　この部位はフィラーでの豊胸を目的とする場合は，脂肪注入の適応である．ただし，基本的な脂肪注入術の手技に習熟していないと，脂肪嚢腫を形成するなどの不適切な結果を招くことになる．脂肪注入はあくまで細かい粒状の脂肪粒を注入するのであるから，注入してから揉みほぐしても，散らばることはほとんど期待できない．したがって脂肪の注入方法は，細かく粒状に入れるか，細いヌードル状に入れるかをする必要があることは明らかである．

　　ヒアルロン酸注入で豊胸することは，筆者は安全性に疑問を持っており，行っていない．一部の勇敢なチャレンジャーがトライしていることは知っているが，かつて美容外科の領域で，シリコンジェリー注入による豊胸術が流行した暗い歴史があったことを思い出す．シリコンの注入は注入直後からしばらくは喜ばれたのであるが，異物反応による線維化現象により年々硬いしこりを形成して，結果的には不快な皮下腫瘤形成を起こすという，悲惨な合併症が続出する結果となったのである．筆者が美容外科の道に足を踏み入れた頃は，その腫瘤を取り出す手術が大流行していて，全国の形成外科，乳腺外科でその手術が行われていた．しかし，5年もすると，その手術はほとんどなくなった．そして，それに代わってシリコンバッグの時代になるのだが，これもまた否定されたり，復活したり，いろいろな変遷を繰り返している．これは元はと言えば，女性の大きい乳房を持ちたいという願望がなくならないからである．したがって，ヒアルロン酸の大量注入も安全ということがわかれば良いが，筆者の感想ではまだまだ危険性をはらんでおり，普及する気配もない．シリコン注入ほどの線維化現象はないとしても，腫瘤化により同様の合併症を招く恐れがあるからである．

C. 症例集〜ヒアルロン酸注射の適応部位〜[その他の部位]

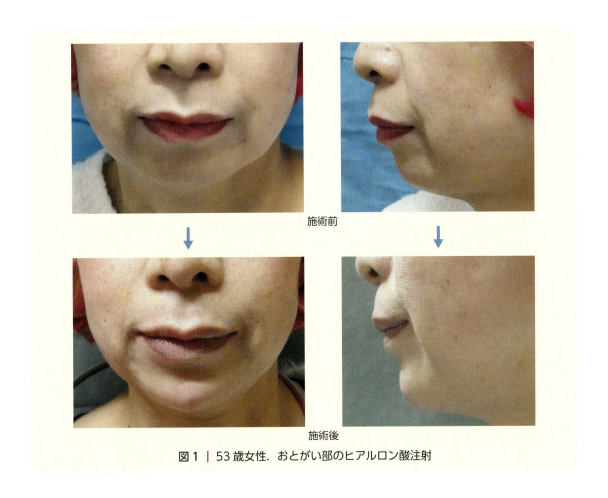

施術前

施術後

図1 | 53歳女性. おとがい部のヒアルロン酸注射

I章　フィラーによる注射療法

Supplement 10

ヒアルロン酸全盛の時代に思うこと

コラーゲン注射の時代が20年ほど続いたが，今はまさにヒアルロン酸全盛の時代である．それに伴い，美容外科での手術の比率が低下している．殊にフェイスリフト手術は明らかに減少した．しかし，美容外科・美容皮膚科のクリニックに足を運ぶ人が増加したことも事実であり，これからもその傾向が続くのは間違いない．なぜなら，人は必ず老化する．その中に老化現象を気にする人はかなりの割合で確実に存在する．したがって，すべての人が，患者になる可能性があるのである．これはほかの診療科にはない特色である．また，美容皮膚科という分野の医者も急増している．形成外科医と皮膚科医の数には明らかな差があり，皮膚科医の方が圧倒的に多い．腕を磨く必要が比較的ない注射療法は皮膚科医にとっては非常に好都合で，美容皮膚科医のもとに多くの患者が流れていくのは当然であろう．患者はできれば手術などしたくはないのだから．しかし，フィラー注射のみで満足しきれない人も一定数存在する．そういう人は必ず手術療法まで考えるようになる．そこで美容外科医の存在価値が出てくるのである．

美容外科医の筆者としては，この道に進んだ美容形成外科医は，やはり手術の腕を磨くことを怠ってほしくないと切に願うのである．

美容外科の学会でも，手術のディスカッションの時間は減り，非手術的な内容のディスカッションが増えてしまった．しかし，2017年の日本美容外科学会では，その傾向に逆らうように手術療法を議論する内容が満載の学術集会となった．会長は野平久仁彦先生で，北海道の新冨芳尚先生率いる蘇春堂形成外科の院長であった．このクリニックは，新冨・野平という美容外科の大ベテランによって，今や日本の正統美容外科の最高峰にまで上り詰めたと言っても過言ではない．

フィラー注射による美容医療は，やがて過当競争になると筆者は考えている．そして，かつての永久脱毛のレーザー治療のように，施術ができるクリニックが増加した結果，値下げ競争となるのは目に見えている．フィラーだけではクリニックを維持していけない時代が来るはずである．そんなときでも生き抜くことができるのは，やはり美容外科の手術ができるクリニックである．美容外科医は常に手術の腕を磨くこと，いくつかの得意技を持っていれば，どんな時代になっても生き抜けると思う．そんなとき，筆者はダーウィンの有名な言葉を思い出す．「生き残る種というものは，思い切り賢い種でも，思い切り強い種でもない．環境の変化に適応できる種が生き残るのである」．

この言葉を，美容医療に当てはめてみるとこうなる．「生き残れるクリニックは非常に頭脳が優秀なクリニックでもなく，非常に大きな組織のクリニックでもない．時代の変化に適応できて，しかも中心となる診療技術を持っているクリニックが生き残るのである」．

さて，美容医療界でのフィラー全盛の時代，それが終焉を迎えたとき，どれだけの美容医療クリニックが元気に生き残っているであろうか．

II ボトックスによる注射療法

Introduction

　ボトックス注射はボツリヌス菌の毒素を抽出したもので，7種類ある毒素のうち，最も安定性のあるA型ボツリヌス毒素が臨床に用いられている．注射した部位以外の全身への毒性がないことが確認されたこと，約3ヵ月で効果が消失することなどの理由から，初めは眼瞼周囲の痙攣や斜視の治療を目的として用いられることから始まった．やがてその筋肉の弛緩性麻痺に期待して，眉間の皺眉筋に注射して眉間のしわをできにくくすることを目的としたボトックス注射が認められるようになった．その後は眼瞼周囲や前額部などのしわをできにくくするなど，美容目的での拡大使用が始まった．病気の治療ではなく，美容目的に用いるとなると，需要は爆発的に拡大する．いまやボトックス注射は，若返り効果や美容効果を得ることができる点で，フィラー注射とともに重要な役割を果たしている．手術に代わって，注射という手段でほどほどの若返りが得られるのであればそれでよいと考える人は日本には非常に多い．その影響で日本でも美容外科手術はかなり減少傾向にある．そして，逆に美容外科，美容皮膚科の患者数はますます増加の傾向にある．

Ⅱ章　ボトックスによる注射療法

A. ボトックス注射　総論

1. ボトックスとは

　ボツリヌス毒素を精製して，純粋な A 型ボツリヌス毒素のみを抽出したもので，筋肉の動きを 3ヵ月程度麻痺させる効果が期待できるものである．

2. ボトックスの薬理作用

　神経細胞の末端で筋肉に刺激が伝わる際には，シナプス小胞膜と筋肉細胞膜との間に膜融合が起こり，アセチルコリンという神経伝達物質が筋肉側に放出されて，筋肉の収縮が起こる．そのアセチルコリンの放出に関わるのは，SNAP-25 という小胞膜タンパクであるが，ボトックスはそれを切断する働きがあるため，アセチルコリンの放出が生じなくなる．つまり神経刺激が末端まできても，アセチルコリンの橋渡しができなくなるため，筋肉の収縮が起こらなくなるのである．ただし，神経終末には新しい神経の側副枝ができて，数ヵ月後には筋線維上に新たな神経筋接合部を形成するため，筋収縮が再開する．つまり，筋肉の麻痺が永久に続かないという安心感ゆえに，ボトックス注射は全世界に普及することになったのである．

3. ボトックス注射の美容医療への応用

(1) 美容医療への応用

　ボトックスは当初，眼瞼痙攣の治療に用いることで認可を得たものであるが，痙攣が治まっているときに目尻の笑いじわが消えていること，眉間のしわが消えていることに気づいた先人が，痙攣ではなく，笑いじわができないように注射を試して成功したことが美容医療における発端である．

(2) 副作用の予防

　美容医療では副作用の予防を第一に考慮に入れなくてはならない．ボトックスは効果の発現があまりはっきりしないケースと，逆に顕著に出現してしまうケースとがある．発現する効果に合わせて，使用するボトックスの容量を加減する必要がある．

4. ボトックス注射の将来的展望

　ボトックス注射は繰り返すといずれ効果が出なくなる可能性があると言われている．それは抗体ができてしまったときであるという．しかし，現在のところはまだ話題になっていない．

II章　ボトックスによる注射療法

B. ボトックス注射の適応部位

1. 前額部

　この部位は大きく開瞼しようとするとき，眉毛を挙上するが，その際に前額部には水平方向に何本かのしわができる．これは前頭筋が収縮するためにできるしわである．ボトックス注射はこの前頭筋の収縮をストップさせることができる．効果が出た場合，額のしわが見事に出なくなるが，その状態は前額の皮膚がぴんと張った感じがする．それを非常に気に入る人と，あまり気に入らない人がいるのも事実である．また，額の下部にまで効果が出ると，眉毛が挙上できなくなり，瞼が大きく開けなくなるため，それが苦痛だという訴えをすることがある．1ヵ月くらいで，眉毛は少しずつ動くようになるが，ボトックスを注射する位置の最下限に注意しなければならない（図1，2）．

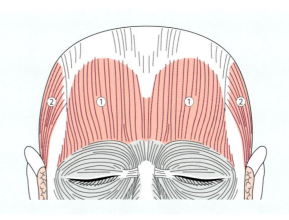

図1 ｜ 前額部の解剖図
　① 前頭筋
　② 側頭筋

図2 ｜ 症例：前額部の表情によるしわができないようにするボトックス注射

a：40歳女性．無表情の状態では，ほとんどしわは見えない．
b：大きく開瞼するとき，眉毛の挙上により多くのしわが出現する．ボトックス注射の部位をマークする．ただし，血管が透けて見える部位を避けて注射する．また，注射は前額筋層にするため，表面から4〜5mmの深さに注入する．筆者の方法では1つのポイントにつき0.5Uを注射する．
c：ボトックス注射後3日目，かなり効果が出現．
d：ボトックス注射後5日目，本格的に効果が出現．

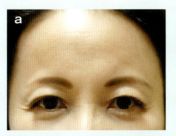
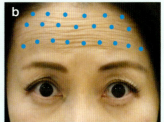
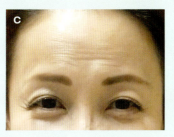
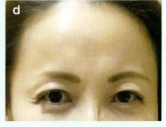

2. 眉間部

　この部位には眉間にしわを寄せる皺眉筋の動きを止める目的でボトックス注射をするが，眉間のしわを埋めるヒアルロン酸注射とセットで注射することが多い．ただし，この部位にボトックスの注射量を多くしすぎると，前頭筋の方が麻痺して眉毛の挙上ができなくなり，不快感を訴えられることがある．また，眉尻部位の上方の注射が足りないと，眉尻部位のみの前頭筋が挙上され，眉毛が異常に吊り上がって見えてしまうので，眉尻上方にボトックスを追加注射する必要が生じる（図3〜5）．

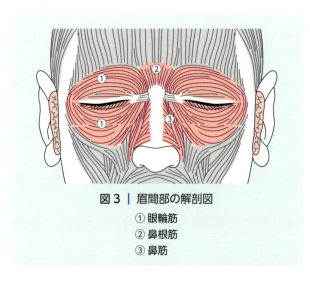

図3 | 眉間部の解剖図
① 眼輪筋
② 鼻根筋
③ 鼻筋

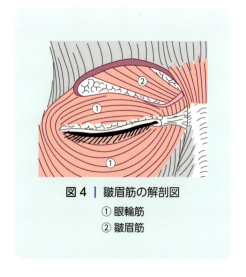

図4 | 皺眉筋の解剖図
① 眼輪筋
② 皺眉筋

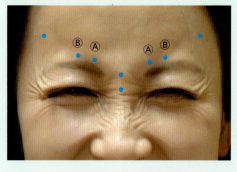

図5 | 眉間部のしわができないようにする　ボトックス注射

1つのポイントにつき0.5〜1U注射するのを基本とする（筆者の方法）．皺眉筋は眼輪筋の下層に存在するが，外側は浅くなり真皮に付属する．
ポイントⒶには深層に注射する．ポイントⒷには皮下ギリギリに浅く注射する．

3. 眼瞼部

　この部位へのボトックス注射は，① 眼瞼外側部を中心にできる「カラスの足跡」と呼ばれる放射状のしわ，② まばたきでできる内眼角部のちりめんじわや，③ 下眼瞼の表情じわに対して，好適応である（図6）．ボトックス注射は元々は眼瞼痙攣の治療薬として使用が始まったこともあり，この部位のしわを目立たなくする注射として最も多く用いられている．

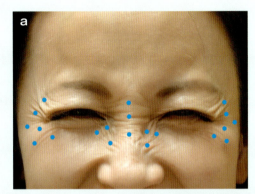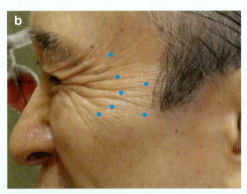

図6 | 眼瞼周囲の笑いじわを消す場合の注射部位
1つのポイントにつき0.5U注射するのを基本とする（筆者の方法）．

Supplement 1

ボトックス注射は殺人兵器の平和利用の好例

　「ボトックス注射」を初めて聞いたときは驚いた．何しろ「ボツリヌス毒素」なのであるから．引いてしまう患者さんだっている．安全な毒素のみを精製したもので，「3ヵ月くらいすると，効き目が消失するから安心なのです」と説明して初めてわかってもらえるが，ためらう人もいる．最近は患者自身がインターネットなどで簡単に調べて知識を得られる時代であるため，説明も楽にはなってきた．

　ボトックスが医療に初めて用いられたのは，眼瞼痙攣の治療である．しかし，そういった病気の治療だけでなく，しわができないようにするために用いることを思いついた人がいたのである．そして，その効果は3ヵ月という期間限定であっても，いや期間限定であるからこそ安心して注射を受けることができるので，このしわ消し注射は全世界に瞬く間に広まったのである．元は殺人化学兵器として研究開発されたものが，人をハッピーにすること，つまり平和利用に用いられることになったとは……．需要も病気治療薬のみのときと比べて何百倍になったことであろう．筆者は最初に美容目的でボトックスの利用を思いついた人に「イグノーベル賞」をあげてもよいのでは，と思っている．

4. 口角部

　この部位にボトックス注射をする目的は，口角下制筋の力を弱め，口角を上げることである．口角下制筋の力が弱まると普通に微笑むだけで口角が上がるため，若々しい笑顔になる（図7～9）．また，若年者でも，軽く微笑むだけで口角が自然に上がるようになるので，好んで注射を希望する人も多い．

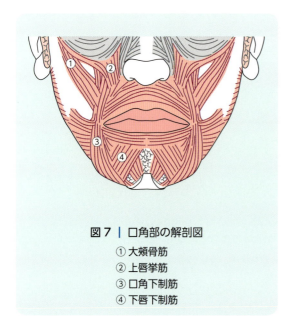

図7｜口角部の解剖図
① 大頬骨筋
② 上唇挙筋
③ 口角下制筋
④ 下唇下制筋

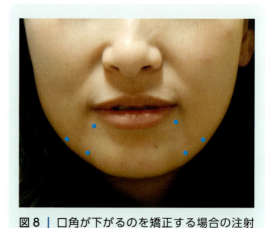

図8｜口角が下がるのを矯正する場合の注射部位
3つのポイントで合計 2U 程度注射するのを基本とする（筆者の方法）．

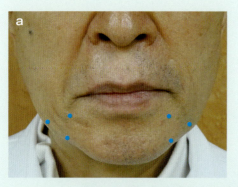
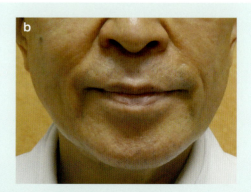

図9｜症例：口角部のしわができないようにするボトックス注射
a：ボトックス注射前
b：ボトックスの効果が発現している状態．軽く口角を横に開いただけで口角が上がり，スマイルの表情となる．

B. ボトックス注射の適応部位

5. おとがい部

　この部位にボトックス注射をする目的は，口を閉じたときや口唇に力を入れたときに，加齢によっておとがい部位にできる，いわゆる「梅干しじわ」という複雑なしわを目立たなくすることである．この部位のしわは個人差が大きいが，気にする人にとっては非常に気になるものである（図10）．

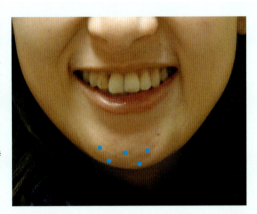

図10｜おとがい部の注射部位
1つのポイントにつき1～2U注射するのを基本とする（筆者の方法）．この部位も筋層が厚いため，ボトックスの量を多くする必要がある．
＜警告＞おとがい部の注射で広い範囲に効果が発現しすぎると，「滑舌が悪くなった」という訴えをするケースが時々ある．アナウンサーや吹奏楽器奏者などには特に注意して注射をする必要がある．

6. 下顎部

　この部位に注射をする目的は，いわゆるエラの筋肉（咬筋）を萎縮させることである．筋肉は使わなければ痩せてくる（廃用萎縮）．それを目的に痩せさせたい筋肉のみの動きを止めてしまうわけである．エラが張っていることが気になっているものの，下顎骨の角部の骨削り術まではできないような人に好適応で，ボトックス注射で筋肉が痩せると，顔の輪郭が細く見えるようになる（図13）．

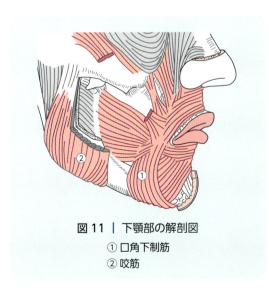

図11｜下顎部の解剖図
① 口角下制筋
② 咬筋

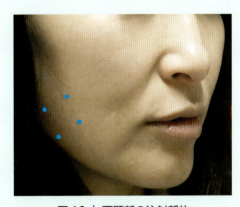

図12｜下顎部の注射部位

61

Ⅱ章 ボトックスによる注射療法

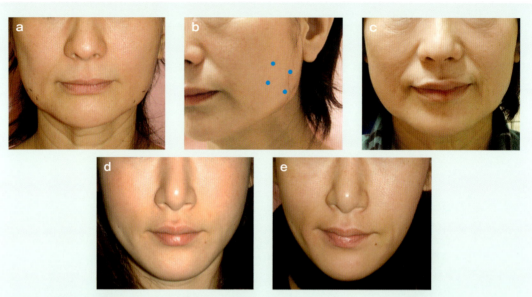

図13 | 症例：下顎部のボトックス注射
いわゆるエラの部位にボトックスを注射して，咬筋の動きを止めて，筋肉の萎縮を図る．1つのポイントに2〜4Uのボトックスが必要．
《症例 ①》
a：注射前
b：注射の部位．1つのポイントに2〜4Uのボトックスを注射する
c：2ヵ月ごとに注射，3回注射後の状態
《症例 ②》
d，e：注射開始2ヵ月ごとに注射（片側6〜8U），6ヵ月後の状態

7. 腋窩部

　腋窩部の多汗症に悩む人に，ボトックス注射をすることで発汗を抑えることができる．発汗に影響する自律神経を麻痺させることで，発汗が抑制される．効果は3ヵ月程度であるが，夏の最も熱い時期だけ多汗の悩みを軽減させることには大いに意味がある（図14）．

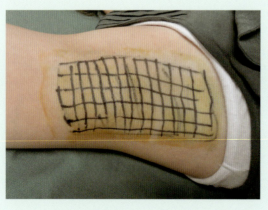

図14 | 腋窩部のボトックス注射部位の実際
図のようなマーキングを施して局所麻酔をしたのち，片側50Uを生食5mLに融解して皮内注射する．皮下注射よりも皮内注射する方が効果が大きい．

8. その他の部位

　このほか，ボトックス注射は下腿のふくらはぎが男性的に発達している人の筋肉を痩せさせることも可能である．筋力を弱めることには違いないので広く行われてはいないが，実際に注射治療を行っているクリニックもある．例えば片側50Uを最初の目安で筋肉を痩せさせたい部位を中心に注射する．

Supplement 2

ボトックス注射，筆者が少量使用をする理由

　筆者はボトックスの1回注射の量を控え目にしている．マニュアルにある使用量の半分くらいである．それでも効果は十分であることが多い．効果の持続時間が少し短いことは感じている．「もっと効かせてほしい」という患者には量を増やすが，時には逆にさらに希釈して注射する場合もある．とにかく，一時的に神経・筋肉を麻痺させることであるから，ボトックス注射は常に過剰効果が発現する危険を伴うことを忘れてはならない．特に，前額部，眉間部，上口唇は注意して注射しなければならないと思う．なぜなら，ボトックスの効果が出現している期間の表情が，大きく変わってしまうことがあるからである．そういうわけで，筆者は注射の量を少なめにしている．2ヵ月ごとに通院している患者が多いのは3ヵ月も効果が持続しないからである．患者から「効果の持続が短い」という指摘を受けた場合のみ，用量を増やすことにしている．もちろんコストパフォーマンスのこともある．1回使用量については，殊に美容の領域ではマニュアル通りでないといけないわけではなく，少なめに使用する方法はあってもよいと考えている．

Supplement 3

ボトックス注射で冷や汗をかいた経験

　口唇の周囲にボトックスを注射するのはなかなか危険が伴うことである．また，前額部のヒアルロン酸注射でも低い位置に注射しすぎると，眉毛が上がらなくなるだけでなく，瞼が開けにくくなることがある．

　筆者には口唇部のボトックス注射で思い切り冷や汗をかいた経験がある．患者はもともとクリニックへの通院歴が長く，仕事で笛を吹く人であったが，上口唇の縦じわが気になるということでボトックス注射をトライすることにした．あくまで控えめに皮膚の表層のみに少量ずつ注射したのであるが，1週間すると，患者から電話が入った．「先生，笛が吹けないの！いくら吹いても，唇に力が入らなくて，音が出ないのよ！」と言うのである．結局，彼女は2ヵ月くらい笛が吹けなくて，仕事を別の人に代わってもらったとのことであった．ボトックス注射の効果はいずれなくなることはわかっていたものの，内心は本当に冷や汗ものであった．以後，口唇にはボトックス注射はしないことにしている．特に吹奏楽系の人には十分に注意していただきたいと思う．

　もう一つ忠告しておきたいことがある．顎や口唇周囲のボトックス注射では，「滑舌が悪くなった」というクレームを受けたこともあるので，アナウンサーなど，しゃべりを職業としている人への注射も十分に注意して，最初はごく少量にしておくということである．

C. ボトックス注射の要警戒部位

1. 眉毛部位

　眉間部のしわ，前額部のしわを消すためにボトックスを注射する場合，注意すべきは眉毛の挙上ができなくなり，上眼瞼が開きにくいという状態を招いてしまうことである．これは前額部のしわを消すためのボトックス注射の位置が低すぎる（眉毛に近すぎる）場合に生じる．注射位置を決めるときには注意が必要で，注射を打った部位を中心に直径2〜3cmが効果の出現範囲であることを認識しておく．

　また，もう一つ注意すべきことは前額外側部（眉尻部位上方）への注射が不十分であると，大きく開瞼したとき，眉毛外側部のみ吊り上がる結果となることである．これは比較的よく起こる現象である（図1）．

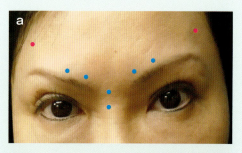
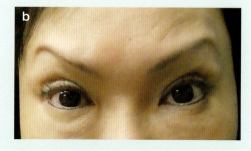
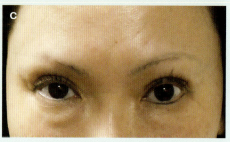

図1 | 症例：前額外側部への注射をしなかった場合の目尻の状態
a：青丸印部分のみに注射をして，眉尻上方のポイント（赤丸印）に注射をしなかった場合．4日後すでに眉尻が吊り上がり気味．
b：大きく開瞼した場合．異常に目尻が吊り上がる現象が生じる．
c：眉尻上方約2cmにボトックス注射を追加して，ようやく眉尻の異常挙上が治まったところ．

2. 口唇部位

　上口唇のしわを目立たなくするためにボトックスを注射する際には十分注意する必要がある．また，この部位への注射はあまり効果は期待できない上に，効果が出たとしても，滑舌が悪くなったりする．

3. おとがい・口角部位

　この部位への注射も，効果の左右差を招いたり，滑舌が悪くなるというような結果を生じることがある．口唇部位と同様，アナウンサーのようなしゃべることを仕事にするような人には禁忌である．

III 脂肪注入術

Introduction

　脂肪注入術は，注射という手段を用いた手術である．つまり，脂肪注入術はフィラー注射と手術の中間に属するとも言える．患者は「手術」と言うと，メスで切ることを連想するので，「痛い，怖い」となる．ところが，「メスを使いません．注射です」と言うと，「注射だけならいいか」となる．これは普通の患者の心理である．筆者はこの論法で多くの患者を脂肪注入術に導いてきた．そして結果を出すことで，「メスを使わないでこれだけの若返り手術ができるのか」と喜んでもらえたのである．しかし，脂肪注入術はまだまだ結果をうまく出すには難しい，技術を要する手術である．ただ，基本をしっかりと身につけて，基本に忠実に実行すれば，結果の出せる手術でもある．脂肪幹細胞の概念のない時代からこの手術に打ち込み，経験を積んできた筆者は，この脂肪注入術がより一層発展することを願っている．若返り・アンチエイジングが叫ばれる時代には，脂肪注入術はほかのフィラー注射と比べても，きっと重要な役割を果たすことができるはずであると確信している．ここでは脂肪注入術を行うとこのような結果が出せるという，総論的な解説に留めておく．

III章　脂肪注入術

A.　脂肪注入術総論

1.　脂肪注入術の登場

　脂肪注入術は脂肪吸引術の普及から始まった．脂肪吸引術は，1982年頃にその安全性と効果が確認されてから2～3年のうちに一気に全世界に普及した．吸引した脂肪を再利用するのを思いつくことは，何ら不思議ではない．数年後には脂肪注入にて顔面の陥凹部位を隆起させることや，豊胸目的で脂肪を注入することが試みられるようになった．しかしながら，この脂肪注入術は脂肪吸引術ほどには普及しなかった．なぜなら，注入脂肪は期待したほどには生着しないことが判明したからである．

　筆者は日本で脂肪注入術が始まったときから多くの症例を経験しているが，脂肪が生着しづらいことを感じている．それは患者の術後の安静度，低温状態を十分に保てないなど，いくつかの原因があるが，皮膚移植術の術後の安静固定処置と比較するとわかりやすい．タイオーバー固定も何もせずに，まともに皮膚が生着するかどうか，経験した医師であれば，それが無謀なことであるのは明らかである．

　さらに，脂肪注入による豊胸術では，稚拙な注入方法により，大きなしこりを触知する不快な脂肪嚢腫を形成するという後遺症を生むケースが続出したのである．注入に用いる脂肪は直径が1～2mmの小粒であるが，その小粒の集合を一気に注入して，その後しっかりと揉んで散らす操作をしたとしても，満遍なく散らすことは不可能である．このことは形成外科医なら容易に想像がつくはずであるが，その稚拙な方法を発表した医師のやり方を鵜呑みにして追従した美容外科医もいたのである．

　筆者は，普通に修練した形成外科医であれば，当然，脂肪嚢腫を形成しない注入方法を考えることができるはずだと考えていた．そして最初からそのような注意をして脂肪注入術を実践して，顔面の脂肪注入および豊胸術においてもかなりの好成績を残してきた（拙著「スキル美容外科手術アトラスII　脂肪吸引・注入術」，文光堂，2005，参照）．

2.　脂肪注入術が始まった頃の脂肪細胞に対する概念

(1) 従来の脂肪細胞の特徴，固定概念

　脂肪注入術が始まった頃，脂肪細胞は成人では数が一定で，体重が増えても脂肪細胞の一個一個の容量が増えるだけである，というのが定説であった．したがって，脂肪注入術での成果は注入脂肪がどれだけ生着するかということにかかっている，と考えられていた．そのため，脂肪注入術には皮膚移植術のような配慮が大切で，注入脂肪には血液成分は不要で，小粒の脂肪組織の中を走る毛細血管が周囲の血管と吻合して，直径1～2mmの脂肪組織の中に血行が再開することをひたすら願っていた．これは皮膚移植術を昔から手掛けてきた形成外科医にとっては基本的な発想である．したがって，注入部位は出血させないことと，術後は局所の安静と冷却が最大のポイントであると考えていた．もちろん，この術後ケアは現在も大筋では間違っていない．ただ，脂肪幹細胞というものの存在が概念の中になかったということだけである．

(2) 脂肪幹細胞の発見で一変した細胞学の概念

　細胞学の発達により，脂肪細胞が最大どれだけの大きさまで肥大するかということが明らかとなり，脂肪細胞はいくら頑張って肥満しても一定の大きさまでしか肥大化できないことがわかった．それならば，従来の「成人では脂肪細胞の数は増えることがない」という定説に従えば，一定の段

階で肥満はストップするはずである．にもかかわらず，超肥満の人間はなぜ存在するのか，それは大いなる矛盾であった．そこから，新たに脂肪細胞となる細胞があるはずということになり，新たな細胞の検索が始まり，結果として脂肪幹細胞の存在に行き着いたのである．脂肪幹細胞は脂肪組織の中を走る血管の周囲に多く存在することも明らかになった．

3. 脂肪注入術の基本的手技と手順

（1）脂肪注入術を始めた頃の手順

脂肪注入術を始めた頃は，脂肪移植と皮膚移植では大体同じメカニズムでそれぞれが生着するものと考えられていた．したがって，脂肪の生着には脂肪の細粒の毛細血管と周囲の毛細血管との吻合がスムーズに進むことが最も重要なポイントであった．

主な手順は次のとおり．

① ドナーから脂肪を吸引採取
② 吸引脂肪の洗浄：できるだけ血液成分を洗い流す
③ 脂肪の注入：できるだけ細かく注入する．0.1 mL を 3〜5 分割して注入
④ 注入局所の冷却と安静

Supplement 1

脂肪注入術の発想はリサイクル精神から

脂肪注入術は，1982 年頃に脂肪吸引術が安全性に問題がないことが認められ，全世界に普及し始めた数年後から始まった．それは，やはり吸引脂肪をそのまま捨てるのは何かもったいない気がして，それを顔などの陥凹部位に注射をしてみることから始まったのである．それは誰もが思いつく自然な発想である．つまり，リサイクル精神から生まれた新しい手術法なのである．

脂肪吸引術はかつて「危険な手術」とされ，誰もがやってみたくてもできないという空白の時代が 70 年くらい続いたのであるが，これはまさに「呪縛」とも呼べるものであった．この呪縛を取り除くために，勇気を振り絞って脂肪吸引に挑戦したのは，フランスの美容外科医であった．この事実を確認すべくアメリカ形成外科学会の医師が現地に飛んで，安全を確認できたと報告した途端に，全世界で脂肪吸引術は実行され始めたのである．この手術は単純に脂肪を吸引して皮下脂肪組織を減量するだけであるので，結果を確実に得ることで，多くの美容外科医がこれを得意技とし，数年

後には全世界に普及した．

そしてその数年後，今度は吸引した脂肪のリサイクルという発想からか，脂肪注入が始まった．しかし，脂肪吸引術に比べ，脂肪注入術は爆発的に広く普及するということにはならなかった．その理由は脂肪吸引術に比べて結果があまり伴わなかったからである．日本でも数例を試みただけで行わなくなった美容外科医が圧倒的に多かった．しかし，筆者は好結果を多く経験できたため，諦めずにどんどん症例を増やしていった．そして，数年後には「脂肪注入術をまだ懲りずにやっている変わり者の美容外科医」と言われるようになっていたのである．

世界中で脂肪注入術を専門としている美容外科医はあまり多くないようであるが，美容外科において，脂肪吸引術には及ばないとしても，脂肪注入術は異物の注入にはない，安全性の確保された，貴重な位置を占めるに足る手術である，と筆者は確信している．

(2) 現在行っている脂肪注入術

　吸引採取した皮下脂肪の中には，脂肪の細粒に加えて，脂肪幹細胞，血小板が多く含まれている．従来の方法では，採取脂肪をよく洗浄したため，かなりの脂肪幹細胞が捨てられてしまっていた．新しい方法は，脂肪幹細胞が新しく脂肪細胞に進化したり，毛細血管になったりして，従来の方法プラスアルファの脂肪細胞が生じる結果をもたらしている．
　主な手順は次のとおり．

> ① 従来の方法と同じ
> ② 吸引脂肪の洗浄：特殊フィルター付きのシリンジに脂肪を吸引し，遠心分離を行い，油滴と脂肪，そして血液を含む麻酔液などの水分の3層に分ける．上層と下層を捨てて，中間の脂肪層を注入脂肪として用いる．この脂肪層には，脂肪細粒に加えて，脂肪幹細胞，血小板が多く含まれている
> ③ 脂肪の注入：0.1mLを3分割して細かく注入するか，または2〜3cmの長さのヌードル状にして注入する
> ④ 従来の方法と同じ

Supplement 2

注入脂肪の生着は疑問視されていたが，生着を確信するに至ったわけ

　日本でも脂肪注入術が始められたが，「注入脂肪が本当に生着するのか」疑問視する意見も多かった．筆者は脂肪注入術を始めて間もなく，陥凹変形を主訴に来院した2つのケースに脂肪注入を行った．一つは上腕の陥凹変形（図A），もう一つは下顎の腫瘍摘出後の陥凹変形のケースであった．2例とも普通なら，ブロック状の皮下脂肪に真皮層が少しついた真皮脂肪組織を移植する手術をするのであるが，このケースに脂肪注入術を用いてみた．すると，それが予想以上の好結果をもたらしたのである．顔面に脂肪注入する手術は少しず

つ始めていたが，前述の2例の結果を見て，ごく細粒の注入でも脂肪は生着するものであることを確信した．そして，筆者の脂肪注入術のケースはどんどん増えていったのである．
　筆者は脂肪注入を手掛けたごく初期にこのようなケースに遭遇したこと自体が，筆者を脂肪注入術の道に導いた神の采配であると思い感謝している．
　多くの美容外科医は，「注射で脂肪はつかない」と言って脂肪注入術を断念していった．その結果，筆者はいつの間にか日本では脂肪注入術を最も多く経験している美容外科医の一人になっていた．

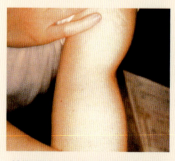
幼児の注射治療の後遺症（術前）

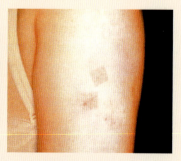
脂肪注入術終了時

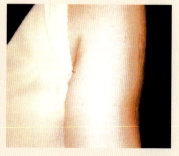
術後3ヵ月目

図A 幼児期の注射治療の後遺症（上腕の陥凹変形）に脂肪注入術を行ったケース

(3) 脂肪注入術の基本的手技

脂肪注入術では，① 脂肪の採取，② 注入脂肪の準備，そして③ 脂肪注入の3つの段階で実行される．つまり3つの段階それぞれに基本的なスキルの完成が望まれるのである．それに，③ 脂肪注入の段階では，図1に示すような3つの手技を身につけている必要がある．脂肪注入は多くが加齢によってできた陥凹，溝，しわなどに脂肪の細粒を注射することで膨隆させ，溝やしわを目立たなくすることを目的としている．

脂肪注入の際に最も用いる手技は「水平重積注入法」であり，多くの場合は水平重積注入法で対処することができる．しかし，頬部の平坦化した部位や陥凹している状態の改善は水平重積注入法だけでは不完全な仕上がりになることが多く，ここで「垂直上方注入法」が効果を発揮する．垂直上方注入法は，細いヌードル状の脂肪を皮膚に垂直方向，またはそれに近い方向に注射することで，盛り上げることになる．垂直上方注入法は脂肪注入における最も有効な手技とも言えるため，これを身につけることは脂肪注入術に習熟することにつながる（図2）．「垂直下方注入法」は特に陥凹が顕著な部位に用いる手技であり，必ずしも必要ではない．

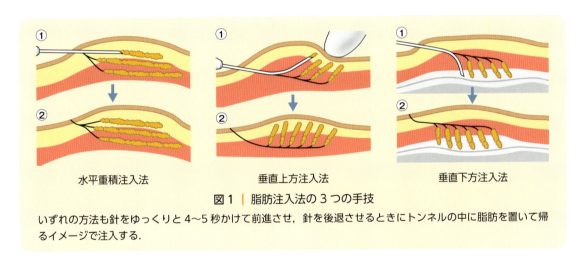

図1 | 脂肪注入法の3つの手技

いずれの方法も針をゆっくりと4〜5秒かけて前進させ，針を後退させるときにトンネルの中に脂肪を置いて帰るイメージで注入する．

図2 | 垂直上方注入法で，脂肪を注入しているところ
利き手の反対の指で，軽く頬部を圧迫して針先が皮膚に垂直になった状態で，針先を後退させる瞬間に脂肪を注入する．この手技には，少々トレーニングを必要とする．最も重要なポイントは，<u>針を極力ゆっくり前進させて，針を後退させるときにはスムーズに後退させながら脂肪を注入する</u>ことである．

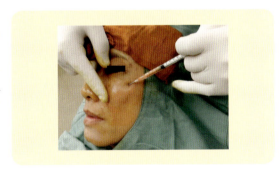

(4) 脂肪注入術の術後ケア

① 低温状態を保つことを徹底する．このことが脂肪注入術の効果を大きく左右する．
　（ただし，熱冷ましシートを長時間皮膚に直接貼り付けると接触性皮膚炎を起こすケースがあるため，注意すること）．
② 脂肪注入部位を圧迫したり，触わりすぎない．

B. 症例集〜脂肪注入術の適応部位〜

1. 顔面（図A）

Introduction

脂肪注入術については経験上，基本的には以下のようなことがわかっている．しかし，手術の効果は実際には術後の安静度が大きく影響していることは否めない．入院して安静にすることを患者が受け入れることができないからである．

① 皮下脂肪，筋肉の多い部位の方が生着しやすい（具体的に頰部，上眼瞼，下眼瞼下部）．脂肪は皮下脂肪層，筋肉層の両方に注入する．
② 基本的に表情によってよく動く部位は生着しにくい（具体的にはほうれい線部位など）．注入された脂肪の小粒に血行が再開するのに重要な点は，血管吻合がスムーズに行われることであるが，それには局所の安静度が大きく影響する．
③ 皮下脂肪，表情筋の少ない部位は生着しにくい（具体的には前額，こめかみ）．脂肪注入は脂肪のブロックを移植するわけではないため，注入のための軟部組織がないことには注入できないのである．
④ 頸部の横しわの溝はあまり余分に膨らませないことが重要であるが，脂肪注入術は有効である．

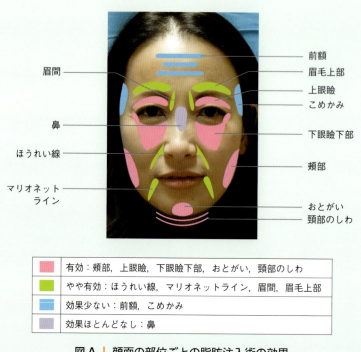

図A｜顔面の部位ごとの脂肪注入術の効果

B. 症例集〜脂肪注入術の適応部位〜［顔面］

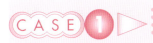

CASE 1 ▶ 46歳女性（上眼瞼）

解説：上眼瞼の凹みの強い眼瞼陥凹症は遺伝的特徴であることが多い．1〜2回の脂肪注入で改善される．

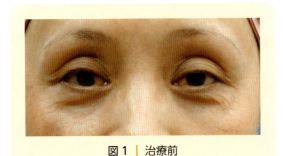

図1 治療前

図2 治療直後
片側1.5mLの脂肪を眼輪筋層および筋層下結合織層に注入

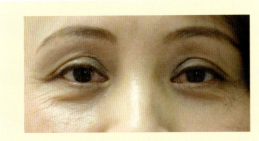

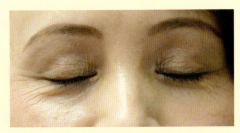

開瞼時　　　　　　　　　　　　　閉瞼時

図3 治療後3ヵ月

本症例のポイント

1) 上眼瞼単独に脂肪注入する場合のドナーは上腕の内側寄りとする．
2) 脂肪を採取するのは18G針，注入するのは20G針で行う．

Ⅲ章　脂肪注入術

CASE 2 ▶ 42歳女性（上眼瞼）

解説：眼瞼陥凹症，脂肪注入の最も良い適応．

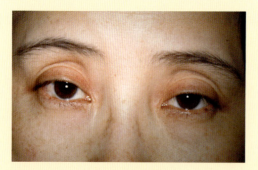

図1｜治療前

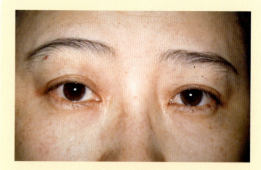

図2｜治療直後

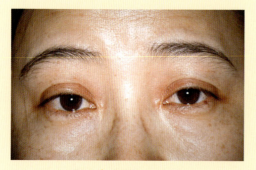

図3｜治療後16ヵ月

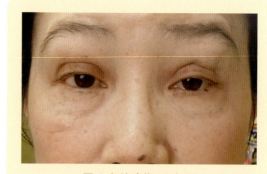

図4｜治療後10年目
注入した脂肪はしっかり残っている．

本症例のポイント

1) 典型的な眼瞼陥凹症のケース．
2) 脂肪注入しか改善の余地はない．ドナーは上腕後方の軟らかい皮下脂肪層とした．20 mLのシリンジに18G針を用いて採取．
3) 片側1.5 mLの脂肪を20G針で注入．
4) 眼輪筋層に注入した脂肪はよく生着し，術後10年経過しても注入脂肪が存在している．

B. 症例集〜脂肪注入術の適応部位〜[顔面]

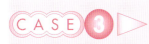
> 35歳女性（上眼瞼・下眼瞼下部）

解説：眼窩部周辺の陥凹に対しては脂肪注入を行う．

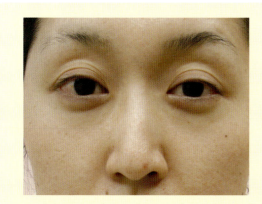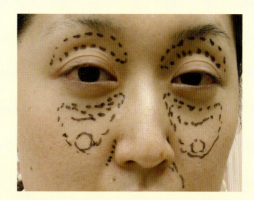

図1 ｜ 治療前

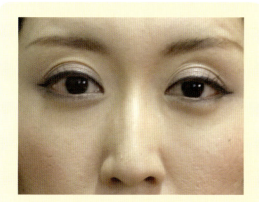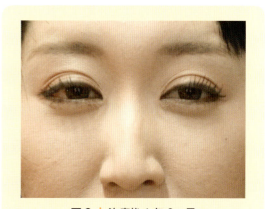

図2 ｜ 治療後3ヵ月   図3 ｜ 治療後1年2ヵ月

本症例のポイント

1) 上眼瞼には1mL，下眼瞼下部には各3.0mLの脂肪を注入．
2) このケースは実際には1年後に2回目の脂肪注入を行って，さらに陥凹が改善された．

Ⅲ章　脂肪注入術

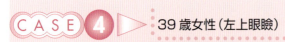

CASE 4 ▶ 39歳女性（左上眼瞼）

解説：左上眼瞼の陥凹の改善を希望して来院したケース．

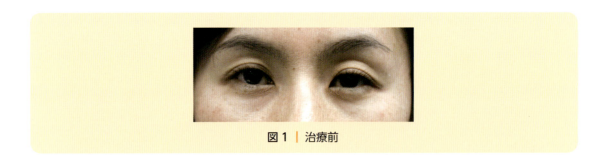

図1｜治療前

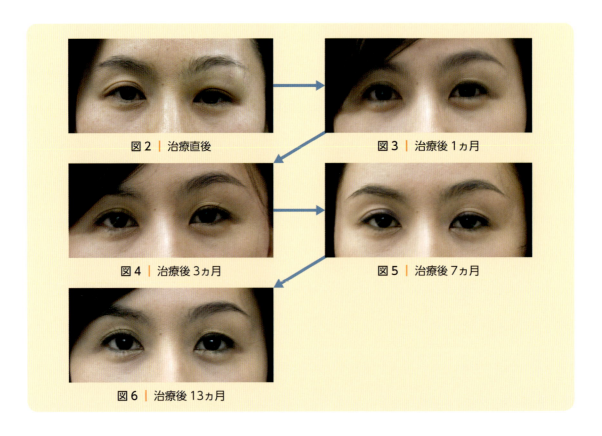

図2｜治療直後　　図3｜治療後1ヵ月

図4｜治療後3ヵ月　　図5｜治療後7ヵ月

図6｜治療後13ヵ月

本症例のポイント

1）左上眼瞼に1mLの脂肪を注入した後の経過観察．
2）経時的に観察すると，3〜6ヵ月で大体落ちつくことがわかる．

B. 症例集〜脂肪注入術の適応部位〜［顔面］

CASE 5 ▶ 28歳女性（下眼瞼下部・頬部・ほうれい線・おとがい部）

解説：ストレスから体重が減少して顔がやつれてしまったケース．

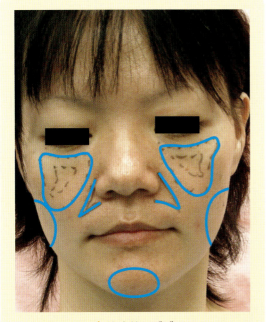

図1 | 治療前・デザイン

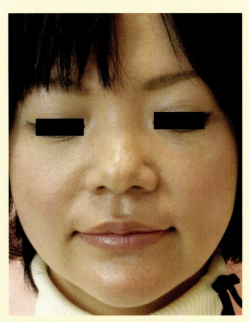

図2 | 治療後2ヵ月

本症例のポイント

1) 脂肪注入のための脂肪は大腿部から採取．
2) 脂肪は1 mLのシリンジに18 G針で注入を行った．

Supplement 3

脂肪注入術の予後に対する警告—くれぐれも太り過ぎないで

　脂肪注入術を受けて，上眼瞼，下眼瞼下部，頬部にしっかりと脂肪が生着して，患者が満足する結果を得られることは，術者にとっても非常に嬉しいことである．現在，脂肪を採取する第一選択のドナーは，大腿部の前面から内側にかけての部位である．この部位は腹部の前面の皮下脂肪よりも感触的に硬いだけ，繊維質が多い．

　術後について，一つ気にかけておきたいのは，注入移植された脂肪はドナーの性質を持ち続けるので，術後に体重が増えて太ってしまった場合，顔はあまり太る部位ではないのであるが，脂肪を注入された部位だけはドナーの肥満に従って太るため，その部位が異常に脂肪がつくという現象が起きる．今までに2例だけ経験があるが，このことは一応患者に言っておくべきである．「くれぐれもあまり太り過ぎないでくださいね」と．

Ⅲ章　脂肪注入術

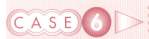

43歳女性（下眼瞼下部・頬部・ほうれい線・マリオネットライン）

解説：若返りのために脂肪注入を施行する．加齢によって陥凹を生じた部位にマーキングした後，局所麻酔して脂肪を注入する．

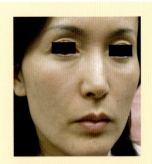

図1 ｜ 治療前・デザイン

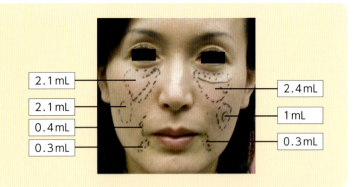

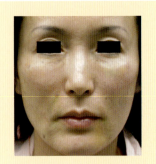

図2 ｜ 治療直後

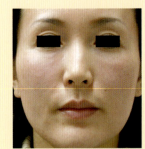

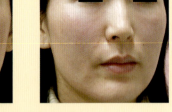

図3 ｜ 治療後1ヵ月

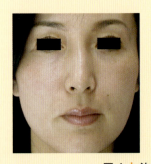

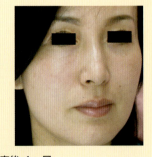

図4 ｜ 治療後4ヵ月

本症例のポイント

1) 陥凹部に脂肪注入．
2) 直後はオーバーに注入されたように見えるが，1ヵ月足らずで不自然さはなくなる．

B. 症例集〜脂肪注入術の適応部位〜［顔面］

CASE 7 ▷ 42歳女性（上下眼瞼・眉間・ほうれい線）

解説：眼窩部の陥凹はかなり老けた顔に見える．メスを使わないでできる若返り手術として，脂肪注入術は重要である．

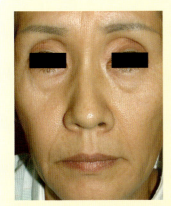

図1 | 治療前

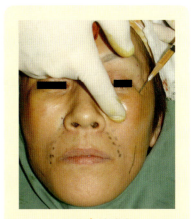

図2 | 治療中

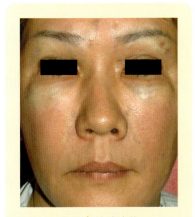

図3 | 治療直後

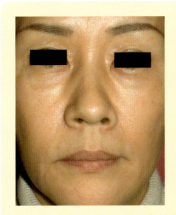

図4 | 治療後6ヵ月

本症例のポイント

- 眼窩部の陥凹の強いケースは1回の脂肪注入では完成しない．このケースは結局3回の脂肪注入で完成した．

Ⅲ章　脂肪注入術

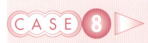　65歳女性（上眼瞼・下眼瞼下部・眉間・ほうれい線・マリオネットライン）

解説：脂肪注入は年齢に関係なく施術できる．

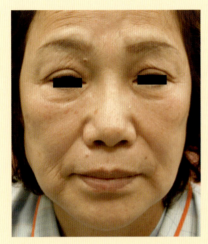

図1 ｜ 治療前・デザイン

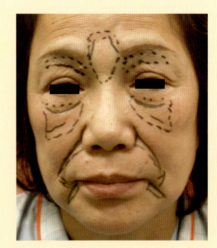

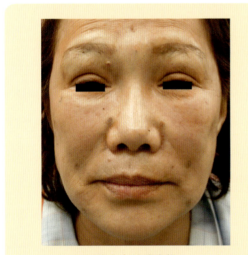

図2 ｜ 治療直後

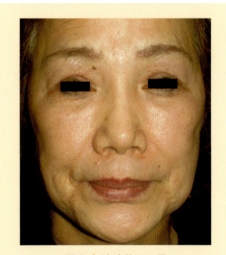

図3 ｜ 治療後3ヵ月

本症例のポイント

1) 大腿部から脂肪を採取．
2) 陥凹部に注入するが，術後の局所のクーリングが重要である．

B. 症例集〜脂肪注入術の適応部位〜［胸部（豊胸術）］

2. 胸部（豊胸術）

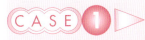

豊胸術の需要は多いが，脂肪注入術による豊胸は簡単ではない．もともと平坦な胸には皮下脂肪層が薄く，筋層も薄いため，注入できる量が限られている．脂肪注入術の本来の適応の観点からすると，適応に難ありである．一方，もともと乳房の皮下脂肪乳腺組織に十分な容量があったもので，萎縮した乳房に脂肪注入するケースほど脂肪の生着は良好である．そして，注入方法は最も重要で，いかに細かく注入して脂肪嚢腫を形成しないようにするかが，手術の成果を左右する．患者には事前にどの程度の注入量が可能かということ，脂肪嚢腫ができる可能性があることなど，決して簡単な手術ではないことを説明しておくのも重要である．

CASE 1 ▶ 30歳女性（豊胸術）

解説：もともと小さい胸であるが，大腿部，殿部になくしたい脂肪があるため，それを吸引して胸に注入することになった．

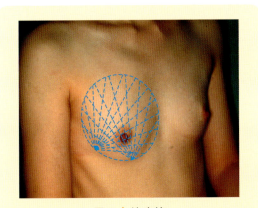

図1 ｜ 治療前

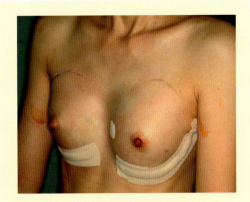

図2 ｜ 治療直後

Ⅲ章　脂肪注入術

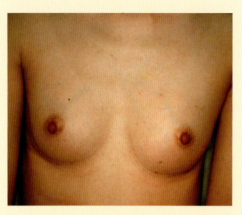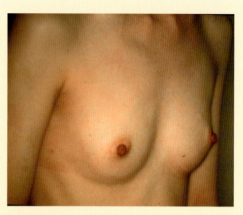

図3 ｜ 治療後1ヵ月

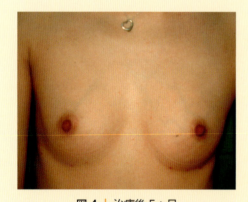

図4 ｜ 治療後5ヵ月

本症例のポイント

1) もともと小さい胸は容量が小さいため，大量の脂肪は注入できない．
2) このケースは片側120mLの脂肪を注入した．
3) もともとが小さい胸のケースでは，ほどほどの大きさの胸しか作ることはできない．

B. 症例集〜脂肪注入術の適応部位〜[胸部(豊胸術)]

CASE 2 ▷ 45歳女性(豊胸術)

解説:脂肪注入による豊胸術の好適応例である.吸引すべき皮下脂肪が豊富にあるも,若いとき大きかった乳房がかなり萎縮している.

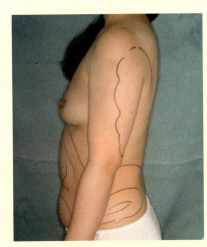
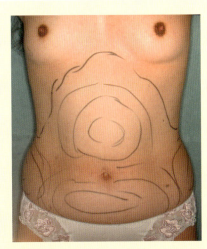

図1 | 治療前

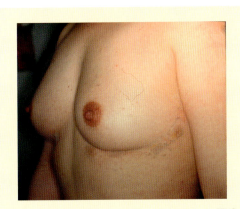
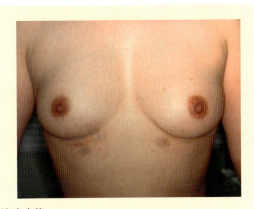

図2 | 治療直後

Ⅲ章　脂肪注入術

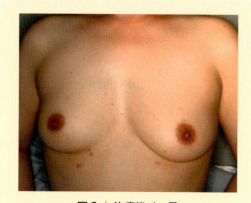

図3 | 治療後4ヵ月

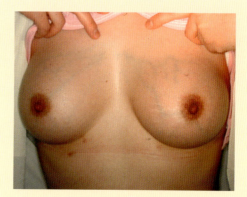

図4 | 治療後5ヵ月

本症例のポイント

1) 若いときは乳房が大きかった（Eカップ）．
2) 40代に入り腹部ウエスト，殿部に皮下脂肪が蓄積するが，逆に乳房は萎縮した．
3) 脂肪吸引した脂肪を再利用して，豊胸のために注入する方針とした．
4) もともと容量のある乳房に脂肪注入することは好適応である．このケースは片側に200 mLの脂肪を注入した．

Ⅲ章　脂肪注入術

C. 脂肪注入術の現況と将来的展望

　脂肪注入術は，メスを使わないでできる若返り手術である．主に加齢によってできる顔の溝や陥凹を，脂肪の注射で埋めることで若返って見えるようにするものである．単純といえば全く単純な手技であるが，実はなかなか複雑な手術である．それゆえ，脂肪吸引術のように，多くの美容外科医が手掛けている手術ではないことも事実である．

　近年，脂肪注入術は，脂肪幹細胞の存在が明らかになり，その幹細胞を意識した脂肪の採取，注入方法が行われるようになって，究極の脂肪移植術として見直されつつある．

　筆者が脂肪注入術を始めた30年前は，まだ脂肪幹細胞は発見されておらず，それどころか，成人では脂肪細胞は増殖もせず，数も一定しているということが定説であった時代である．それゆえ，注入脂肪の減少をいかに防いで生着率を上げるかということに神経を使っていた．そのおかげで，脂肪注入術の手技が磨かれたのも事実である．

　現在はさらに，血小板などの成長因子効果を利用して，注入脂肪に混合して使用するなど，新しい試みも行われるようになり，脂肪注入術は顔面の若返り手術に普通に用いられる時代となりつつある．

Supplement 4

脂肪注入術がいまいち普及しないわけ

　脂肪注入術は現在でもなお，あまり広く普及していない．そのわけはいくつかあると思う．

　一つは，脂肪吸引術がダイナミックな施術で確実に結果を出せる単純な手術であるのに対して，二次的発想で生まれたような脂肪注入術が，ことのほかデリケートな施術でないと良い結果が出せないというギャップに多くの美容外科医がついて行くことができないためである．つまり，脂肪吸引の延長線感覚で脂肪注入を行うと，全く当てが外れるというのが事実であり，ほとんどの実践者が持つ実感である．

　二つめは，脂肪注入術はよほどうまく施術しないと，しこりができるとか，でこぼこになるとか，やらない方が良かったと言われるような，まずい結果を招くことになるということである．

　さらに，「脂肪吸引術で取れた脂肪を胸に注入して豊胸術ができる」と派手に宣伝した美容外科医が登場して，術後すぐの「確かに豊胸はできている」ように見えるケースを，あたかも術後3ヵ

月もたった結果のように見せて「良い手術」と公言し，その結果，乳房に大きな脂肪の嚢腫をたくさん作ることになったという，気の毒なケースを乱発したということも挙げられる．当の美容外科医は胸に脂肪を一気に注入して，あとはよく揉みほぐしておくだけでよいと言った．それを聞いて，簡単で楽な施術だと思って同じように追試する美容外科医もどうかと思う．

　少なくとも形成外科の基本を身につけていれば，そんな方法が良いとは考えられないと，はなから信じないはずである．脂肪の細粒が揉むだけで皮下脂肪組織の中でうまく散らばることは絶対にないのだから．実際にはそのとき，すでに何例かの脂肪注入での豊胸術を経験していた筆者は，当の美容外科医の講演を眉に唾をつけながら聞いていた．

　こうして脂肪注入による豊胸術は，脂肪嚢腫形成という副作用を多く招き，学会でも多くの批判を受けたことから，脂肪注入術が広まることに大きなブレーキとなってしまった．

Ⅲ章　脂肪注入術

Supplement 5

脂肪注入術が始まった頃は幹細胞の概念がなかった

　脂肪注入術が始まった頃はまだ,「成人において脂肪細胞の数は一定である」というのが定説であった. それゆえ, 脂肪注入術ではどれだけの脂肪細胞を生着させられるか, ということが最大の関心事であった.

　筆者はこの脂肪注入術を, 皮膚移植術と関連づけて考えていた. つまり, 移植術では毛細血管の吻合が移植された皮膚や脂肪組織の血行を再開させることになり, 循環が再開することで, 初めて移植組織は生着という段階に進めるわけである. そのためには, 局所の安静, 冷却が最も重要なポイントであると考えていた. もう一つのポイントとしては, 皮膚移植の最大の敵は血腫であるが, その観点から, 脂肪注入術でも血腫を作ってはいけないと考え, 注入脂肪を採取したのち, しっか

りと洗浄して, 肉眼的に血液の赤い色が見えないくらいにしていた. しかし, 脂肪幹細胞の存在が明らかになった今は, 採取脂肪を洗浄していたことが,「大切な脂肪幹細胞をわざわざ洗い流して捨てていた」とわかり, もったいないことをしていたと反省至極である. それでも, それなりに脂肪注入術で良い結果を出していたので, 筆者はとんでもない間違いをしていたのではないと今も確信している.

　もちろんその当時から, 脂肪注入の症例を重ねていくうちに, 茶こしによる徹底洗浄は細かい脂肪塊をかなり捨てているということに気づき, 生食水での洗浄を3回していたのを, 1回だけにすることで, 明らかな血腫を洗浄するだけにとどめるように工夫してはいた.

Supplement 6

メスを使わない脂肪注入術は患者に勧めやすかった

　脂肪注入術は多くの場合, 顔面の加齢による陥凹やたるみを解消するための一手段であるが, 筆者は, 脂肪注入術を始めた頃から, かなり積極的に患者に勧めていた. それは「メスを使わないでできる若返りの施術方法」であるからである. 多くの患者はメスを使うことに抵抗がある. そういう患者には,「メスを使わないから切って縫うこ

とはしません」と言って施術を勧める. 筆者のクリニックがある地方都市には「メスで切ってまではやりたくない」という患者が多いのである.

　かくいう筆者は脂肪注入術も一つの手術として数えている. 脂肪注入術はフィラーと手術の中間的存在であることは事実である. しかし, まだ確立された施術とは言い切れないのも事実である.

文　献

I 章　フィラーによる注射療法

・征矢野進一：実践アトラス　美容外科注入治療．全日本病院出版会，2014
・岩城佳津美：フィラー注入による顔面の若返り治療．日美容外会報 38(3)，81-91，2016
・岩城佳津美：フェイシャル・フィラー　注入の極意と部位別テクニック．克誠堂出版，2017

II 章　ボトックスによる注射療法

・川島　眞，古山登隆(監修)：メスを用いないシワ治療―失敗しないボツリヌス療法．メディ
　カル・プロフェショナル・リレーションズ，2011
・Platzer Fritsch，ほか：解剖学アトラス 第 10 版．平田幸男(訳)，p.156-159，文光堂，2012

III 章　脂肪注入術

・尾郷　賢：脂肪吸引・注入術の合併症；文献的考察．日美容外会報 19(2)，94-98，1997
・南條昭雄，市田正成：われわれの行っている脂肪注入法：第 3 報 下眼瞼下部〜頬上部に対す
　る脂肪注入術による若返り効果について．日美容外会報 23(3)，9-19，2001
・市田正成：スキル美容外科手術アトラス(2) 脂肪吸引・注入術．文光堂，2005
・吉村浩太郎：フィラーとしての脂肪移植と合併症．PEPARS 81：22-26，2013

索 引

あ行

アバター鼻　18, 26
アレルギーテスト　3
梅干しじわ　42
A型ボツリヌス毒素　56

か行

カラスの足跡　32
眼瞼頬溝　34
高架橋　10
抗加齢目的　18
コラーゲン　2
ゴルゴ線　34

さ行

脂肪幹細胞　66, 84
脂肪注入　65
脂肪嚢腫　66
垂直下方注入法　8, 69
垂直上方注入法　8, 19, 69
水平重積注入法　8, 39, 69
水平多重注入法　8
水平注入法　8, 33
赤唇縁輪郭注射　45
施術後の膨張　7

た行

弾力性　10

ち行

ちりめんじわ　32
低架橋　10
点状注入法　8, 19

な行

斜め上方注入法　8, 40
涙袋　27, 30
粘稠度　10

は行

ヒアルロン酸　6
ヒアルロン酸分解酵素　10
フィラー　1
豊胸術　79
ボツリヌス菌　55
ボトックス　55

ま行

無架橋　10

ら行

隆鼻目的　18

わ行

笑いじわ　18